月刊 GEKKAN 生田図南

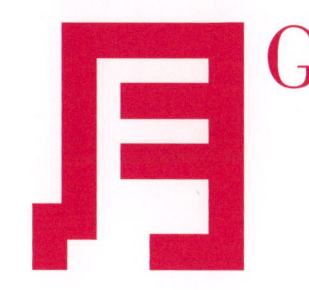

ひと月で読めて学習できる臨床手技のエッセンスBook

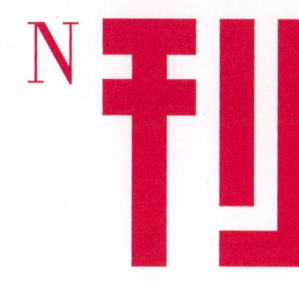

天草発
生田式歯科医療のススメ

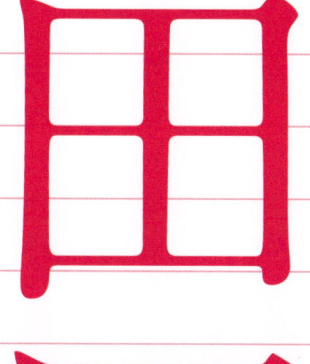

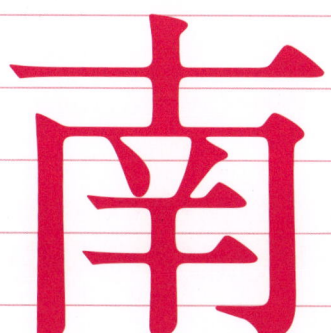

Tonami Ikuta

デンタルダイヤモンド社

月刊　生田図南　天草発 生田式歯科医療のススメ ＊ 目次

はじめに──生田図南が目指したもの …………… 4
- ■無医村での歯科医院開業 ………… 4
- ■患者の減少から学ぶ ………… 4
- ■私の転機 ………… 4

院内感染防止対策を考える ………… 6
- ■院内感染防止対策の基本的な考え方 ………… 6
- ■院内感染防止対策今昔 ………… 6

生田歯科医院の滅菌・消毒システム ………… 8
- ■器具の分類と滅菌器のレベル ………… 8
- ■滅菌の流れ ………… 8
- ■その他の工夫 ………… 11
- ■システム構築で大切なこと ………… 13

生田式歯科臨床システム ………… 14
- ■生田式総義歯作製法 ………… 14
- ■生田式根管充填法 ………… 17
- ■生田式鋳造コア作製法 ………… 19
- ■生田式浸潤麻酔法 ………… 20

歯科医療の未来──歯周内科学の構築へ ………… 22
- ■なぜ、歯周内科治療だったのか？ ………… 22
- ■歯周内科治療が目指したもの ………… 22
- ■従来の歯周病治療の問題点 ………… 22

歯周内科治療とは？ ………… 26
- ■歯周病に関与している細菌 ………… 26
- ■診断方法 ………… 29
- ■位相差顕微鏡による検査 ………… 29
- ■リアルタイムPCR法 ………… 29

リアルタイムPCR法の導入 ………… 30
- ■検体採取の方法 ………… 30
- ■解決すべき問題点 ………… 32
- ■保険償還への道 ………… 33
- ■治療方法 ………… 33

CONTENTS

リアルタイムPCR法を用いた臨床 …………… 34
- 1988年3月以降の歯周病症例の特徴 …………… 37
- 長期観察例の考察と今後の課題 …………… 39

生田式歯科医院経営とこれからの歯科展望 …………… 40
- 職人か経営者か …………… 40
- 歯科はなぜ落ちたのか？ …………… 40
- 自費治療をどうのばすか？ …………… 42
- 自費治療の実際 …………… 42
- 代診の歯科医師の育成 …………… 43
- これからの展望 …………… 44
- 若い先生方へ──歯科の世界は希望に満ちている …………… 46

［おわりに］にかえて　生田歯科医院と生田図南の過去・現在・未来 …………… 47

参考文献ならびに参考資料

1) 栗原英見：サイエンス 生物学的歯内療法. 日歯誌 64（3）：277-287, 2011.
2) 斉藤純一, 花田信弘, 他：口腔ケアの必要性─EBMを目指して─. 日歯誌, 55（7）：625-641, 2002.
3) 岩井武尚：スペシャル・フォーラム 口腔細菌といろいろな循環器疾患との関わり. デンタルダイヤモンド, 30（5）：29-38, 2005.
4) 井上 孝：歯科なるほどホント学. デンタルダイヤモンド社, 東京, 2000：124, 125.
5) 鴨井久一, 生田図南, 他：スペシャル・シンポジウム 口腔内微生物叢と除菌療法を検討する②─カンジダをどう捉えるか. デンタルダイヤモンド, 28（5）：29-51, 2003.
6) 日本赤十字社ホームページのQ&A［http://www.jrc.or.jp/］
7) K. Denis, R. Marcello, et al.：Bacteraemia following periodontal procedures. J Clinical Periodontology, 32（7）：708-713, 2005.
8) 2012年1月11日福島民友ニュース掲載記事
9) 佐々木博巳, 編：実験医学別冊 目的別で選べるPCR実験プロトコール. 羊土社, 東京, 2010.
10) Sigmund S. Socransky, Anne D. Haffajee：Dental biofilms : difficult therapeutic targets. Periodontology 2000, 28：12-55, 2002.
11) 五味一博, 他：歯周治療における"くすりの使い方"を考える. 日本歯科評論, 71（5）, 2011.

はじめに ── 生田図南が目指したもの

■ 無医村での歯科医院開業

1984年10月2日、私は熊本県天草郡河浦町宮野河内にて新規開業しました。開業地は天草の中でももっとも田舎といわれるような場所でしたが、私の生まれ育った土地で、中学校までの15年間をのんびりとした環境で過ごしました。

両親は薬局を経営し、手広く商売をしていました。教育に厳しかった父は男三兄弟の将来の職業を最初から決めており、兄は薬局の跡継ぎになるために薬剤師に、私は手先が器用ということで歯科医師に、弟は医師にという目標を掲げ、小学校の低学年からことあるごとに子どもたちに話をしていました。

私たち兄弟はそれに反抗することもなく目標に向けて自主的に勉強をし、それぞれ目標の職業に就きました。ただ、兄は薬学部を卒業後、どうしても医者になりたいということで浪人をして医学部に再入学し、ダブルライセンスを取得しています。その兄は勤務医を経て、同じく宮野河内で私の歯科医院の横に内科医院を開業したのですが、兄との歯周病に関する議論が、薬剤を用いて歯周病を治すという歯周内科治療の考え方のヒントになりました。

さて、開業後、無歯科医村であったために非常に多くの方々に来院いただき、数年間、順調な経営を続けていました。また、大学には天草出身の同級生が3人いて、同時期に天草で開業し、開業後も3人でひたすら講習会に出かけて勉強をしました。そのとき学んだことが、後々とても役に立ったと思っています。

■ 患者の減少から学ぶ

経営は順調でしたが、開業数年後、ある異変が起き始めました。医院の評判がよいにもかかわらず、患者が頭打ちになってきたのです。それは、少子高齢化に伴う超過疎化の進行のために、近隣人口が急激に減少し始めたことによります。このことは非常に危機感を覚え、さまざまな対策を講じるきっかけになりました。日本が現在おかれている大問題を20年先取りして経験したことが、今日の自分の方向性を決めてくれたと感じています。そういう意味では症例の宝庫であった超過疎地で開業したことは、運がよかったのかもしれません。

また、その昔、天草は南蛮貿易の渡来地であり、さまざまな文化が天草を経由して日本全国に広がっていったという歴史がありました。いわば最先端の文化の発信地であったのです。いまや、インターネットを通じてどこの場所にいても情報を発信できるという非常に恵まれた時代となりました。私は東京から情報を発信するのではなく、この超過疎地の天草から、歯科に関する情報を発信していくほうがはるかに面白いし、価値が高いのではないかと感じました。この超過疎地に、全国から歯科医師が見学に来てくれるような歯科医院を作りたいと、思うようになりました。

■ 私の転機

1991年に天草郡市歯科医師会の勉強会で佐賀医大[*]口腔外科の香月 武教授がHIV感染症に関して講演をされました。その内容は佐賀医大にもすでにHIVの患者が来院されているということ、また、そのような患者は市中の歯科医院をすでに受診されている可能性があるということでした。私たちはHIVという不治の感染症（当時）に恐れおののき、そしてまた、院内感染防止対策の重要性に気づかされました。私はもし、自分が一生懸命に行っている治療で、患者に病気を感染させたらどうしようという恐怖心にかられ、院内感染防止対策をきちんと行わないままに治療を続けることは、医療人としてできないと思いました。

そして、意を決し、院内感染防止対策に取り組み始めるようになったのです。その当時はスタンダードプリコーションという考え方もなく、院内感染防止対策の教科書に記述されているのは、宇宙服のような完全防御の服を着て行う治療ばかりでした。

また、保険治療では実施は不可能なので、自費治療として行わないと経営が成り立たないということも述べられていました。"お金のある患者は安全な治療を受けることができて、お金のない患者は安全な治療が受けられない？"、私はこのことに疑問を感じました。

---

[*] 佐賀医科大学：佐賀市に1976年設立された国立大学。2003年に佐賀大学と統合され、佐賀大学医学部となる。

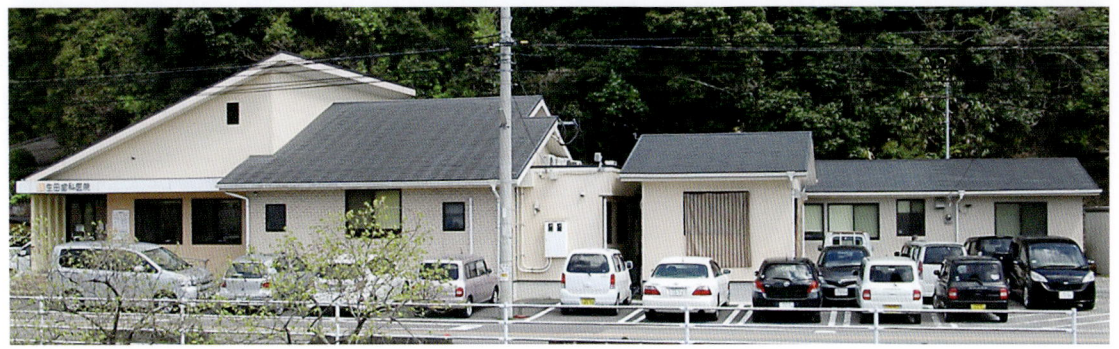

■生田歯科医院の外観。本体が60坪弱、技工室が7坪、リアルタイムPCR検査施設が10坪ほどの広さである。駐車場は患者様専用が約20台分、従業員用として25台分ほど用意している。土地は借地

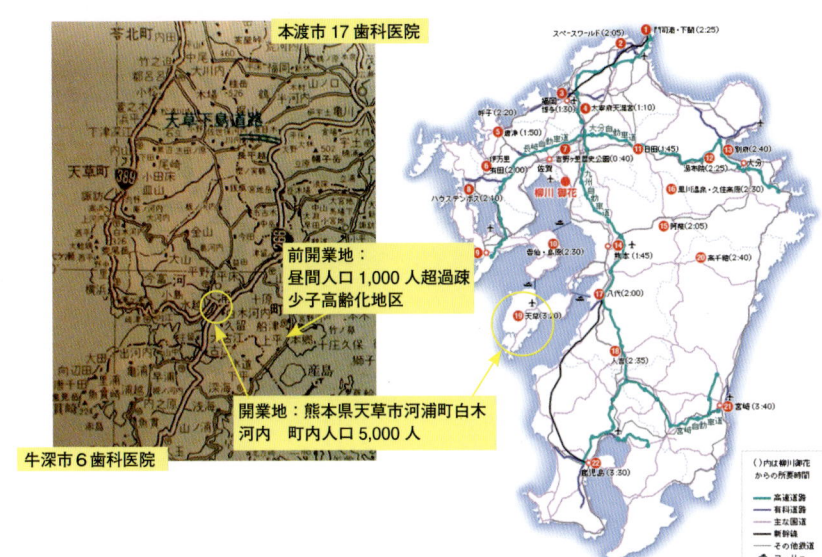

■見学に訪れる方がみな驚かれるようなアクセスの悪さである。周辺は人家が非常に少なく、本当に患者が来院されるのかと不思議に思われるような立地である。通院可能範囲の人口はすでに2万人を割り込んでいる

　もともと、当院ではほとんど自費の患者がいなかったということもあるのですが、すべての患者に安全な治療を提供するのが医療人として当然ではないかと考えました。

　その信念のもと、半年の準備期間を設けて1992年の10月より本格的に院内感染防止対策に取り組み始めましたが、最初の1年はあまりのコストアップに経営的に苦境に陥り、大変な状況でした。何とかしないとこのままでは院内感染防止対策の継続は難しいと思い、診療の傍ら徹底してコストを意識した治療方法や経営の見直しを行い、少しずつ経営の立て直しを行いました。そしてその内容をレポートにまとめてみたのです。

　当時、当院の経営コンサルタントをお願いしていた稲岡 勲氏に見ていただいたところ、非常に面白いということでそのレポートを預けました。しばらくして、デンタルダイヤモンド社より電話をいただき、ぜひ、月刊『デンタルダイヤモンド』に特集記事として掲載したいというお話になりました。

掲載された本を見て、本当に私の原稿が巻頭特集に取り上げられていたことに驚きました。

　掲載後、神戸の日本口腔感染症研究会（現日本口腔感染症学会）より講演依頼の郵便が届きました。何と、総会において特別講演をお願いしたいということでした。いままで、一度も講演などしたことがなく、歯科医師としてまだまだ未熟な30代後半の私に特別講演ができるのだろうか？　不安が募りましたが、やるしかないとスライドを一生懸命にまとめました。

　私はもともと人見知りがひどく、人前で話をするのが大の苦手でしたので、その日に備えて話し方教室にも通い、人前で堂々と話すにはどうしたらよいのかを学びました。

　総会当日、私は本当に緊張した状態で200名ほどの歯科医師・歯科衛生士の皆さんの前で約1時間の講演を行いました。本当によい経験でした。神戸での講演は私の人生の転機になりました。

　これがすべての始まりでした。

院内感染防止対策を考える

　当院の院内感染防止対策は保険診療中心の歯科医院において、あくまで経営を重視してどこまで可能であるかを追求しています。ボランティア精神も重要ですが、経営が良好であることがよりよい医療を提供するための重要な条件と考えているからです。

■ 院内感染防止対策の基本的な考え方

　1995年に院内感染防止対策に真剣に取り組み始めたときは、手本となる教科書が少なく、そのなかの記述も保険診療では到底不可能な内容ばかりでした。そのために何に学び、どのように進めていったらよいか非常に困ったのですが、基本的には表❶に掲げたことを考えながら自分なりにシステムを構築しました。

　まず、これらを実施していくために、病院のスローガンを考えました。それが現在も使用している「安心・安全・誠実な歯科治療を目指す生田歯科医院」です。私の講習会を受講された先生方の多くが、このスローガンの文言を少し変えて自分の歯科医院のモットーにしてくださっているのは、とても光栄なことだと感謝しています。

■ 院内感染防止対策今昔

　具体的な院内感染防止対策の方法に関しては、いまでは多数、記述されるようになりました。そして、院内感染防止対策の実施はごく当たり前のことになってきています。23年ほど前に院内感染防止対策の重要さを言い始めて、歯科医師会などからの招聘されていろいろなところで講演をさせていただいていますが、当時は風当たりも強く、さまざまなことを言われました。とくに多かったのは、「今日は歯科衛生士も参加しているので、あまり滅菌のことを言わないでほしい」とか、「高齢の先生方がいまから取り組むのは酷だからあまり難しいことを言うべきではない」というようなアドバイスでした。

　講演前にそのようなことを言われるのはとても悲しく、残念に感じました。私たちが大切にしないと

表❶　自分が患者だったら……と考えてみよう

> **滅菌の基本的な考え方**
> ■ 自分自身が患者であるならばどういう治療を受けたいかをつねに考える
> ■ 自分が受けたい治療を実践できる歯科医院を作る
> ■ 自分がしてほしくないと思うことは、患者にしない
> ■ 院長、スタッフともに患者の目線に合わせる
> 　具体的には以下のことが、術者と患者の気持ちと思われる。
> ①滅菌していない、血液や唾液の付いたタービン、エンジン、バー、ファイルなどを、自分の治療に使いたくない（術者）。使ってほしくない（患者）
> ②綺麗なユニットに座りたい（術者＆患者）
> ③前の患者の整髪料の付いたヘッドレストカバーは替えてほしい（患者）
> ④前の患者の義歯を洗った義歯ブラシで自分の義歯を洗わないでほしい（患者）
> ⑤汚い手を自分の口の中には入れてほしくない（患者）
> ⑥グローブはディスポにしてほしい（患者）
> ⑦コップはディスポにしてほしい（患者）
> ⑧医院はいつも綺麗にしていてほしい（術者＆患者）
> 　など、自分が患者になった場合を想定してみるとわかりやすい。

> **第2のキンバリー事件**
> **2013年4月1日のテレビ朝日報道の概要**
>
> 「HCVとHIV アメリカの歯科医院にて
> 大規模な院内感染か？」
>
> 　C型肝炎ウイルス（HCV）、エイズウイルス（HIV）に感染した患者が、「歯科医院以外に感染経路は考えられない」とアメリカ・オクラホマ州保健当局に訴え、当局が3月28日、同州タルサで開業する歯科口腔外科医師スコット・ハーリントン氏の患者で、過去6年間に診療を受けた7千人に対し、血液検査を受けるよう勧告した。
>
> **キンバリー事件とは？**
> 1991年12月、歯科医師からHIVに感染させられたキンバリー・バーガリス氏が23歳で死亡した。19歳のとき、歯科医師デイビット・アーサー氏から受けた歯科治療が原因と思われる。アーサー歯科医師は、すでにエイズを発症しており、1990年9月に死亡していたが、キンバリー氏以外にも4人がHIVに感染していることが明らかになった。

図❶　キンバリー事件と第2のキンバリー事件。このようなことがあってはならない

歯科外来診療環境体制加算を算定していない

| 滅菌を行っていない歯科医院の証明 |

| マスコミが報道を始めたとき |

| 患者は歯科外来診療環境体制加算で判断 |

| 算定していない歯科医院には患者は来なくなる |

図❷　患者はこうやって来なくなる……

いけないのは患者であり、同業の歯科医師のことではないと思ったからです。

　そのような経験から23年経ったいま、院内感染防止対策に取り組むのは特別ではなくなってきています。

　厚生労働省は歯科外来診療環境体制加算という点数を保険点数に入れました。この点数は厚生労働省が示す基準をクリアして社会保険事務局に申請して初めて算定が認められる点数です。この点数を算定していないということは、院内感染防止対策を実施していない歯科医院の証明になります。厚生労働省が歯科医院の差別化を認めた、初めての点数ということで大変意義深い点数なのです。

　2013年の4月1日、テレビ朝日で衝撃的なニュースが流れました。その内容は第2のキンバリー事件ともいうべきものでした（**図❶**）。歯科界に大きな衝撃が走りました。院内感染防止対策に関して、国民はすべての歯科医院で完全に滅菌された器具が使用されていると信じています。

　もし、歯科外来診療環境体制加算を算定している歯科医院が、7万軒の歯科医院のうち約5千軒ほどであるということを知ったら、大変なパニック状態になるでしょう。この時限爆弾がいつ爆発してもおかしくない状況であること、もし爆発したら歯科外来診療環境体制加算を算定していない歯科医院には患者は来なくなるということを、歯科医院の経営者は認識すべきです（**図❷**）。そして、歯科外来診療環境体制加算を算定している歯科医院には患者が押し寄せることになるのです。嬉しい悲鳴の前に、どう対応するかを考えるだけでも怖くなります。

　院内感染防止対策は非常にコストがかかるので、経費削減をつねに考えながら実施する必要があります。そのために、安い器具で同様の効果が得られないかなど、細かくシステムを見直していくことが重要です。

　院内感染防止対策は、保険治療中心の歯科医院で取り組むのは、非常に難しいことです。ただ単に器材を購入してもうまくいきませんので、それを円滑に運営していくソフトが必要となります。さまざまな工夫と、経費削減、医院全体での真剣な取り組みが必要ですが、達成すると非常に強い歯科医院になるのは間違いありません。

生田歯科医院の滅菌・消毒システム

治療を円滑に行うためには、予約内容に合わせた準備が必要です。治療に必要な器具をすべて用意することから始めます。そのためには、治療内容ごとに準備するマニュアルを作成し、治療の途中で器具を取りに行かなくてよいようにして、効率を上げることが重要です。

■ 器具の分類と滅菌器のレベル

まず、滅菌すべき器具と、そうでない器具をきちんと分類することが大切です（表❶）。

次に滅菌器のレベルを把握することが必要です。滅菌器のレベルはN、B、Sに分かれます（表❷）。

口腔内に入る器具をすべて滅菌レベルにしようとすると、多くの種類の滅菌器が必要になります。最初からすべて準備するのは難しいので、徐々に揃えていきます。

当院で使用している滅菌器を表❸・図❶にあげます。滅菌する器具に合わせて、クラスN、B、Sの滅菌器を選択しています。また、故障等に備えて、複数台準備し、バックアップ態勢を確立しています。

■ 滅菌の流れ

当院の滅菌システムの流れを図❷に示します。治療時間の1つの単位を50分としています。そのなかで治療の準備、治療、後片付けを行うには、滅菌専任のスタッフの存在が重要です。当院では2人の滅菌専任スタッフを雇用しています。

表❶　滅菌・消毒すべき器具の分類

定義	クリティカル器具	セミクリティカル器具①	セミクリティカル器具②	ノンクリティカル器具
滅菌・消毒	無菌の組織や血管に挿入するもの	粘膜・創のある皮膚に接触するもの	粘膜・創のある皮膚に接触するもの	創のない皮膚と接触するもの
	滅菌	高水準消毒	中水準消毒	低水準消毒または洗浄

表❷　滅菌器のレベル

N	B	S
未包装（アンラップ）の中空でない器具のみを滅菌できる	N-サイクルで滅菌可能な器具に加え、包装（ラップ）の中空器具の滅菌が可能	オートクレーブメーカーが、ヘリックステストもしくはその他の方法で効果を確認している器具の滅菌が可能

表❸　当院で使用している滅菌器

滅菌器	ユヤマクレーブ	ステイティム	ヒラヤマポータブルクレーブ	プチクレーブ	ケミクレーブ	ガス滅菌
滅菌様式	高圧蒸気滅菌	高圧高速蒸気滅菌	高圧高速蒸気滅菌	高圧高速蒸気滅菌	高圧アルコール蒸気滅菌	EOGガス滅菌
実働台数	1台	2台	2台	1台	1台	2台
クラス	B	S	N	N	N	
特徴	大型	超高速	高速	高速	刃物関係	加熱できない器具
滅菌時間	90分	8分	25分	25分	20分	24時間
滅菌器具	・基本セット ・綿花 ・ブローチ ・スリッター ・浸麻バット ・ファイルボックス	・タービン類 ・バースタンド ・アネジェクトカートリッジ ・義歯調整バース	・タービン類 ・印象トレー ・浸麻バット	・印象トレー ・口角鉤	・基本セット ・クリップ ・バー類	・ダッペンディッシュ ・筆 ・プロフィーカップ ・その他
予備	小型あり3台	1台	なし	なし	なし	なし

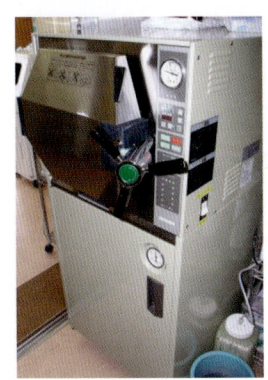
・ユヤマクレーブクラス
 Bレベル

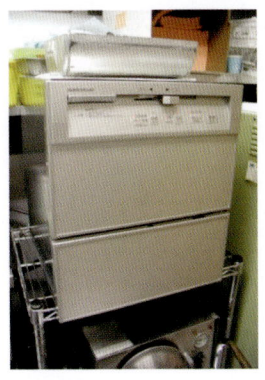
・食器洗浄器

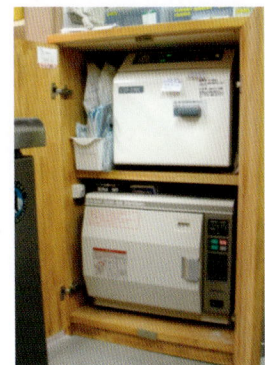
・ガス滅菌器

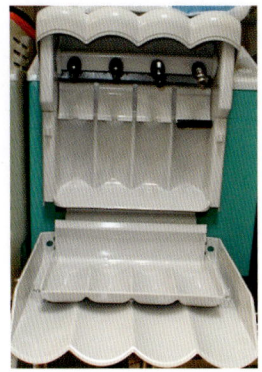
・クワトロケア

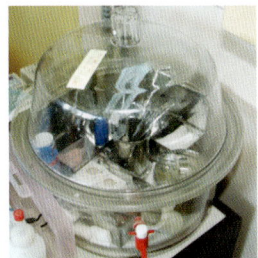
・デシケーター

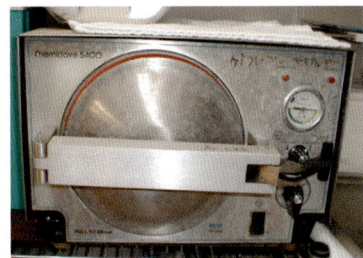
・ケミクレーブ

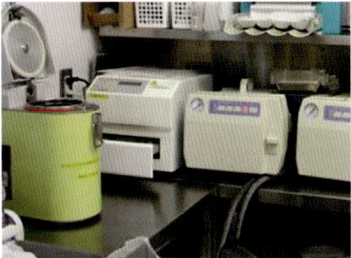
・ヒラヤマポータブルクレーブ
・プチクレーブ

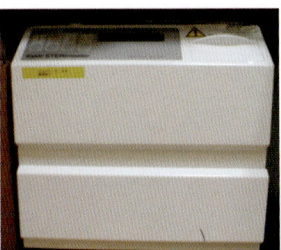
・ステイティム

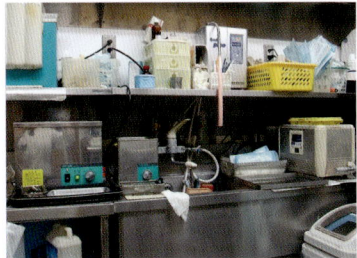
・超音波洗浄器

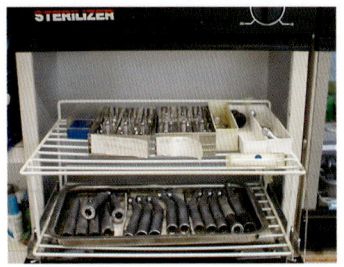
・紫外線殺菌庫

図❶　当院で用いている消毒・滅菌器

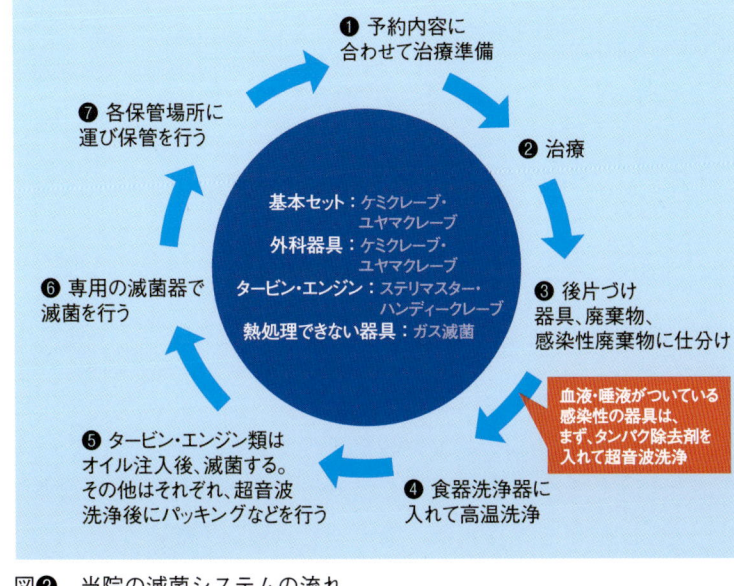

図❷　当院の滅菌システムの流れ

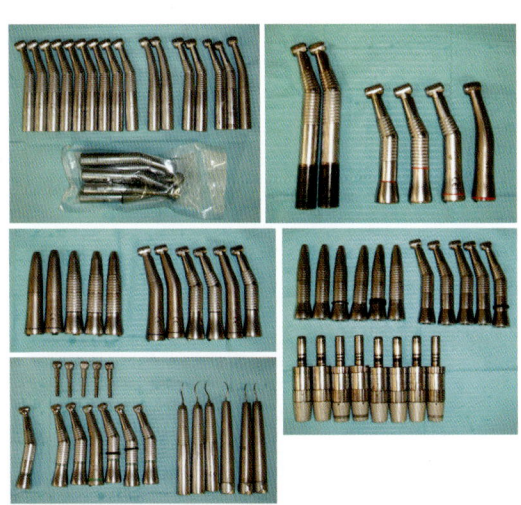

図❸　当院で使用しているタービン・エンジン類。8台のユニットで行っている治療で使われる器具をすべて滅菌するには、これだけの数が必要となる。すべてをいっぺんに揃えるのは資金的に大変なので、計画的に揃えていく

天草発 生田式歯科医療のススメ　9

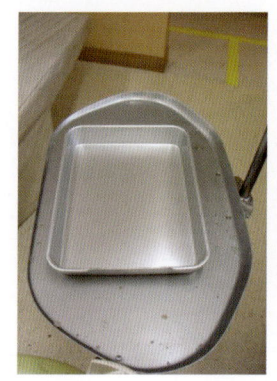
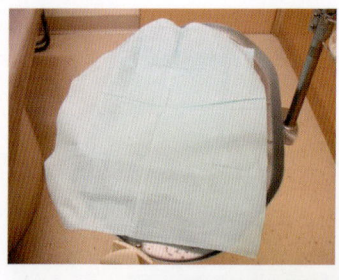
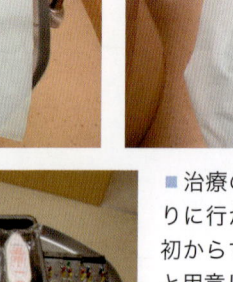
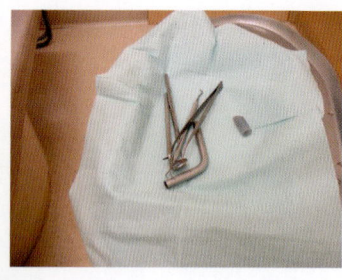

■ 治療の途中で治療器具を取りに行かなくてよいように最初からすべての器具をきちんと用意しておく。
実際は滅菌パックからすべて出して準備している。

▪ 抜髄器具

図❹　器具の準備

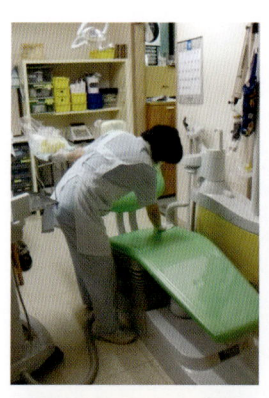
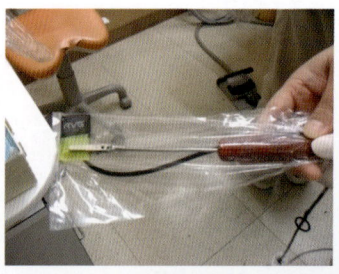
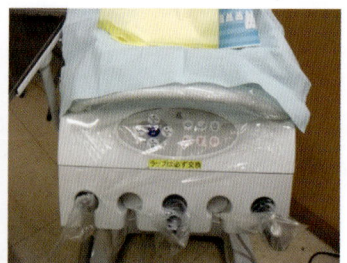
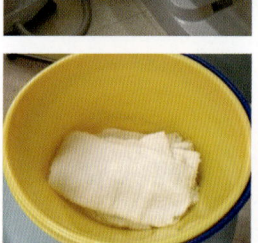
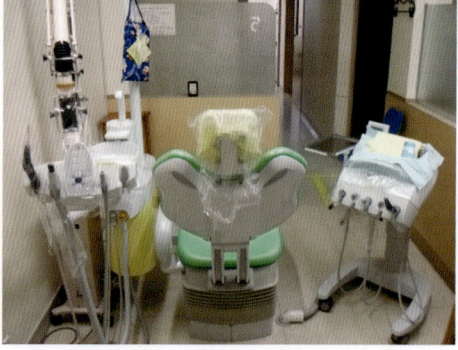

▪ 拭き上げ用のフキンは強酸性水で洗う

▪ 拭き上げ後にラッピングを行う

■ 治療が終了した後、ユニット周りを拭き上げ、次の治療準備を行う。

図❺　治療後の処理

　器具を乗せるペーパータオルはすべてガス滅菌してあります。これにより経費が下がります。

[治療後]
　治療が終了したら、滅菌専任のスタッフが器具の後片づけを行います（**図❺**）。忙しいときは歯科衛生士が手伝います。
　まず、ラッピングをすべて外し、強酸性水で清拭します。その後にまた、すべてラッピングをします。使用した器具は、治療器具、感染性廃棄物、廃棄物に仕分けをして、それぞれ処理します。

生田歯科医院の滅菌・消毒システム

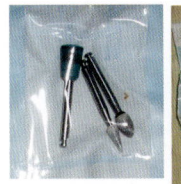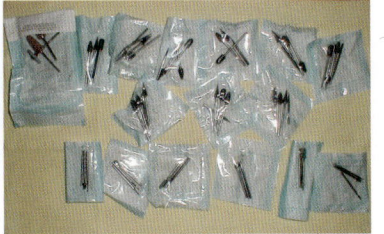
- 形成時研磨用

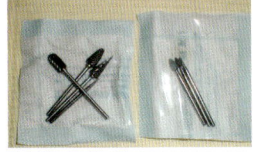
- 義歯調整用（左）とクラウンブリッジインレー調整用（右）

■ 流水洗浄後、オゾン洗浄、その後タンパク除去剤（ムツミ器具用綺麗ナーⅢ）入り血液専用超音波洗浄→パッキング→ステリマスターで滅菌（使用頻度が高く、滅菌処理が間に合わないため）。

図❻　調整・研磨用のバーの滅菌保管

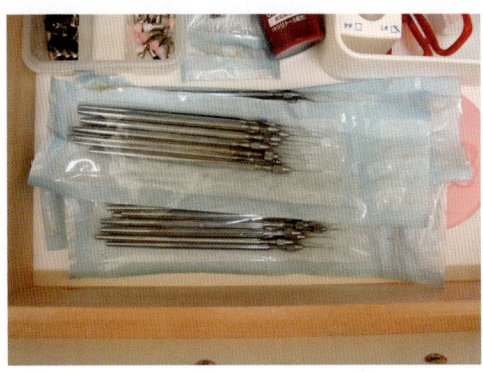

図❼　エンド用の綿栓は5本、10本、15本単位。コアのセット時の乾燥用綿栓は太めを5本用意し、ユヤマクレーブ・ケミクレーブで滅菌

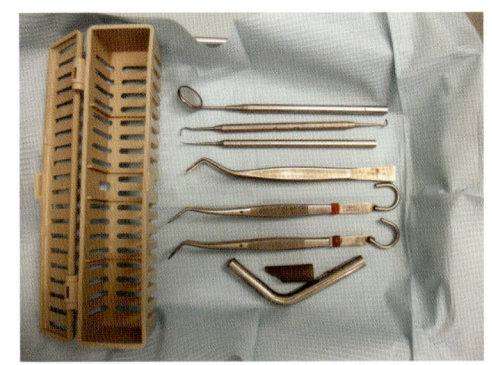

図❽　当院の基本セット：ピンセット、フック付きピンセット2本（Dr用＆DH用）・三次元探針・エキスカベーター・ミラー・バキューム・バキュームチップ
＊三次元探針「ブレードプローラ」；ブレード付き探針で、非常に使いやすい（取り扱い先：イシズカ 0489-81-2850）

その他の工夫

　先にも述べましたが、院内感染防止対策は非常にコストがかかるので、細かくシステムを見直していくことが重要です。それぞれの医院の診療スタイルに合った工夫をし、コスト削減を考えながら取り組んでいきます。

①義歯・クラウンブリッジ等の調整・研磨用バー
　これらは、すべてパッキングして滅菌保管している。また、クラウンブリッジ形成後の研磨用のバーもすべてパッキングして滅菌保管している。ブラケットテーブルの上にはバースタンドはない（図❻）。

②根管乾燥・貼薬の綿栓
　すべて滅菌専任のスタッフが巻いた後で滅菌をしている。単根管は5本、2根管は10本、3根管は15本巻きとしている。根管充填時の乾燥にはペーパーポイントを使用し、メタルコアのセット時には太めで5本巻きを用意している（図❼）。

③当院の基本セット（図❽）
　モノを取ってくるためのフック付きピンセットを備えているのが特徴。歯科医師用と歯科衛生士用の2本が入っている。インフェクションコントロールフォーセプスと名づけている。このピンセットで清潔域と不潔域を分けることができる（図❾）。

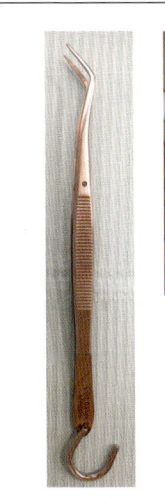
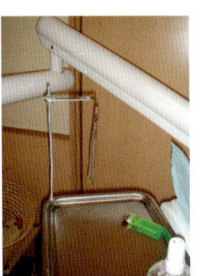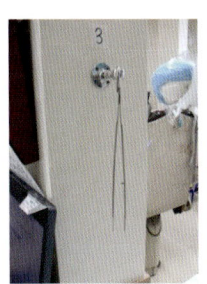
- Dr用（左）、DH用（右）

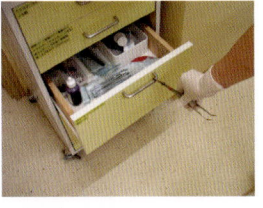
■ ステンレスフックとピンセットを金属熔接する。

図❾　フック付きピンセット。清潔域と不潔域を明確に分けるためのピンセット。引き出しや扉を手を使わずに開けられる

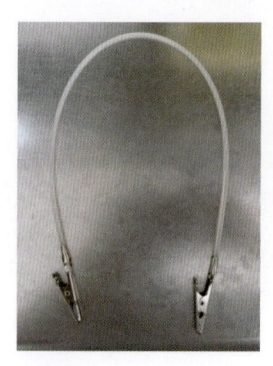
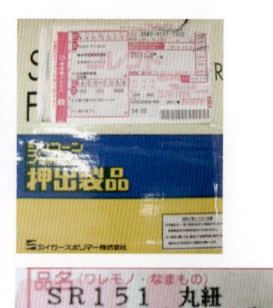

■材料
①耐熱シリコーンゴム（中京ゴム）
　100m 送料込み 10,200 円
　1本あたり 30 cm　41 円
②ワニ口クリップ（常盤商行）
　100 円×2 ＝ 200 円　　　　合計 241 円

図⓾　滅菌できるエプロンクリップ

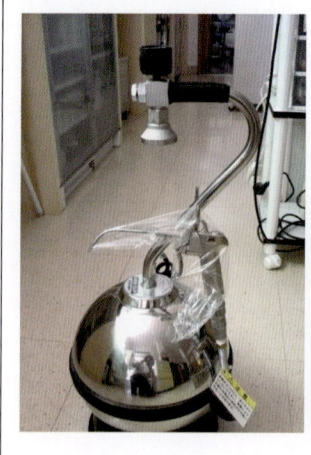
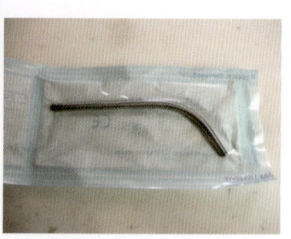

図⓫　自動車の空気入れを改造し、乾燥専用のエアーを確保する

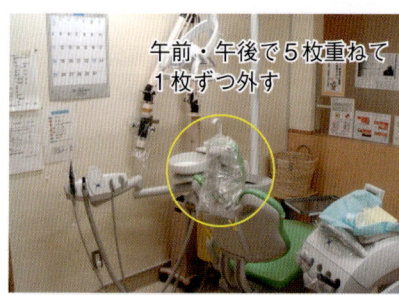

午前・午後で5枚重ねて1枚ずつ外す

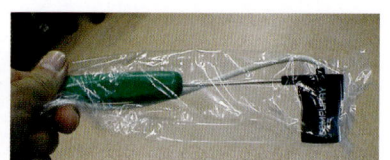

■器具の袋がけの例：市販品は1枚10円近くするので、ポリエチレン会社に依頼し、1.1円で作製してもらっている（41×10 cm）

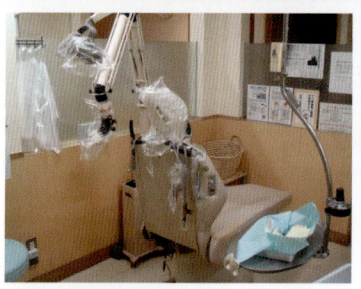

図⓬　器具の袋がけとラッピング

④エプロンクリップ

　意外と盲点なのがエプロンクリップ。ほとんど使い回しになっている。テープ付きのエプロンも考えたが、かなりコスト高となる。手作りで1本250円ほどのコストで作製できる（**図⓾**）。

⑤3ウェイシリンジ

　3ウェイシリンジの先を滅菌していると、少しずつ乾燥のときに水が混じるようになるが、これがインレーやレジン充填の脱落に繋がる。これ対して、発想を変えて、乾燥用エアーを別回路で確保するようにした。自動車の空気入れを改造して使用したところ、大幅にコストダウンできた（**図⓫**）。

⑥器具の袋がけ・ラッピング

　治療終了時の袋がけとラッピングでは袋が落ちないように滅菌された目玉クリップで留める（**図⓬**）。

⑦ポリエチレンカバー

　当院では安価な既製品があればそれを利用するが、多くは、ポリエチレン会社に依頼して専用の大きさのカバーを作製してもらっている。

⑧調整後の義歯の取り扱い

　調整後の義歯やクラウンの技工室への移送はタッパーウェアをポリ袋で覆い、その中に強酸性水を入れ、技工物を漬けている。技工室では研磨後に同じ容器で診療室に戻している。この作業でタッパー

生田歯科医院の滅菌・消毒システム

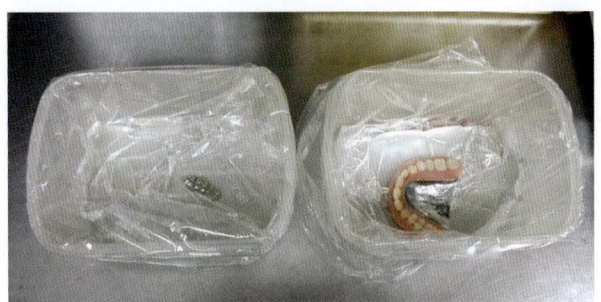

図⓭ 調整後の義歯やクラウンブリッジは、技工室への移送の際は強酸性水に漬け込んで移送する

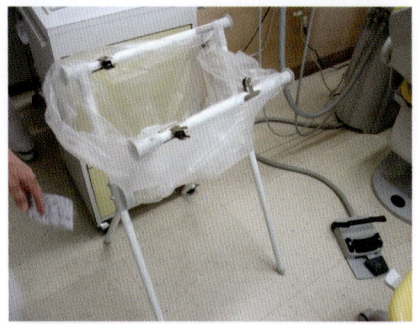

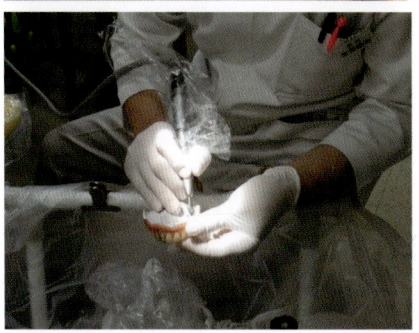

図⓮ 削り屑の回収の工夫。とくに義歯の調整のときにデンパックスだけではレジンの削り屑が床に落ちるのでそれを受け止めるものが必要になり、洗濯物干し（アイリスオーヤマ製）と大型ごみ袋で自作した

ウェアの滅菌が必要なくなった（図⓭）。

⑨バキュームの切削片の回収

口腔内バキュームだけで義歯などの切削片を吸引しようとしても、完全に吸引することは難しい。そのために洗濯物干しを改造して、大型の切削片の受け器具を作製した。折りたためるので、狭いスペースにも収納可能で、タービンで義歯のクラスプなどを切断するときも重宝している（図⓮）。

■ システム構築で大切なこと

院内感染防止対策は、保険治療が中心の歯科医院で取り組んでいくのは、非常に難しいことです。ただ単に器材を購入しても、うまくいきません。それを円滑に運営していくソフトが必要です。その医院に合ったさまざまな工夫と、経費削減、医院全体での真剣な取り組みが必要です。大変ですが、達成されると非常に強い歯科医院になります。

物や人が揃っても、それらを円滑に運営していくためには、医院に合ったシステム構築が重要です。以下に、院内感染防止対策のシステム構築で、重要となる点をあげます。

①完全予約制

器具の準備の都合上、完全予約制が必要である。実施するためには、受付のシステムをしっかりと考えていかなければならない。

②スタッフ教育の徹底

すべてのスタッフに、感染症とはどのようなものかを理解してもらえる教育システムが必要である。

③経費削減の工夫

経費削減を考えて行動できるようなシステムが必要である。

> ＊TONAMINOMICS
> ［滅菌専任スタッフの重要性］
> 当院も最初から滅菌専任スタッフをおいていたわけではない。滅菌する器具が増えるにしたがい、治療が円滑に行えない状況になっていく。歯科衛生士を滅菌に従事させると、直接保険点数に結びつく仕事に影響が出てしまう。どれだけ歯科医師と歯科衛生士が診療に専念できる時間を長くとれるかが、経営の分かれ目になるといえるだろう。

④リコール率を高める

リコール率を高めるための予約の取り方を工夫する。

⑤スタッフの信頼を得る

バックアップ態勢を充実させる。

⑥治療内容の把握

自院で現段階でできる治療内容を把握し、順次システムを高めていくように取り組んでいく。

生田式歯科臨床システム

当院では、院内感染防止対策をはじめ、歯科臨床でも、総義歯作製、根管充填、鋳造コア作製、浸潤麻酔に関して独自のシステムを開発し、安全で効率のよい歯科臨床に役立てています。

■ 生田式総義歯作製法

開業地は高齢者が多い場所だったので、義歯の勉強は必要不可欠でした。さまざまな講習会に足を運び勉強しましたが、ほとんどが自費の義歯の話でした。開業地には高額な自費の義歯を要望される患者さんはそんなにいなかったため、保険で噛め、長持ちし、痛くなく、しかも、私でも簡単に作製できるような義歯作製法を研究する必要性がありました。

1. いちばん影響を受けた総義歯講習会

能登原デンチャー（福岡市開業：現在、講習会はされていない）に感銘を受け、能登原デンチャーの80％の能力をもつ総義歯を簡単に作製したいと思い、生田式総義歯作製法を開発しました。能登原デンチャーで使用した人工歯はツルーバイト ピルキントンターナー 30度陶歯 230S。初めて陶歯のすごさに驚かされ、それ以来、陶歯にこだわり続けています。

2. 診断困難症例とは

咬合と解剖学的な要因が考えられます。
■ 咬合の問題
①下顎前歯を抜歯してまもない症例
②病気等の理由で長期間義歯を使用していない症例
③前義歯の咬合が適切でない症例
④上顎総義歯で下顎が前歯部残存でパーシャルデンチャーを使用していない症例
■ 解剖学的問題
①舌が大きく義歯を押し上げる症例
②デンチャースペースが非常に狭い症例
③下顎前歯部の顎堤吸収が顕著な症例

3. 初診時の対処法

義歯の患者の主訴は以下の2点がほとんどです。
■ 患者の主訴
①入れ歯を入れると痛い
- まず、口腔内で咬合を確認する。痛みがある義歯はほとんど咬合に問題がある。
- 陶歯を排列していない場合は新製を勧める。
- 粘膜面に問題がある場合は内面調整を行う。何回も調整に通ったが、痛みがとれない場合は、咬合に問題がある場合が多い。

②入れ歯を作り直したい
- 陶歯を排列してあり、使用年数が長い場合は新製しないほうが無難。患者が長い年月をかけて自動削合をしてあるので、その状態に戻すのが非常に難しい。
- レジン歯を排列してあり、咬合位の低下がみられる場合は、新製を勧める。

4. 作製のポイント

咬合をきちんと与えること。

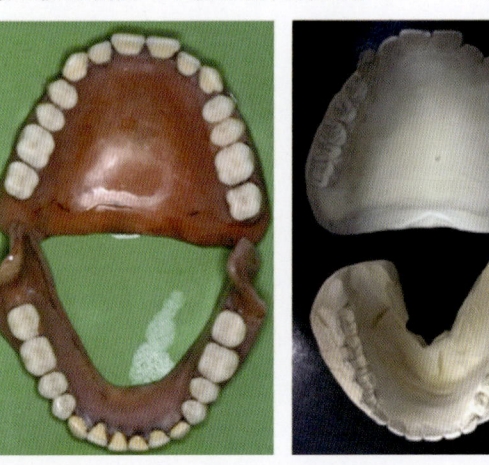
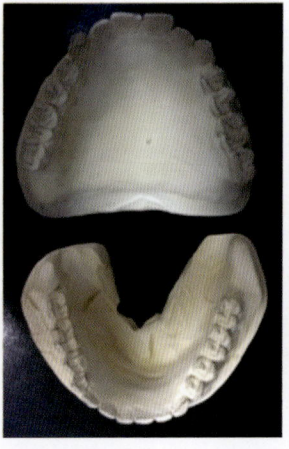
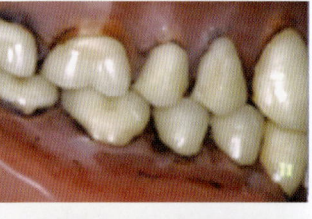
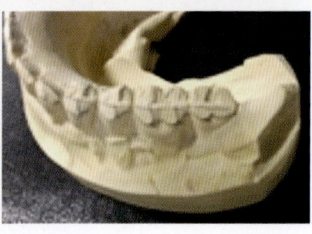

図❶ この義歯は1987年にセットし、2010年2月に患者さんが死去されるまで22年半使用していただいた。その間、上顎は1回、下顎は3回リベースを行っている。生前、完全に自分の臓器の一部になっているという年賀状をいただいた

生田式咬合採得法

■ 咬合床使用材料は、床用光重合レジントライアドデンチャーベースを用いている。入手方法は海外通販になるが、代替品としてオストロンを少し厚めに使用する。

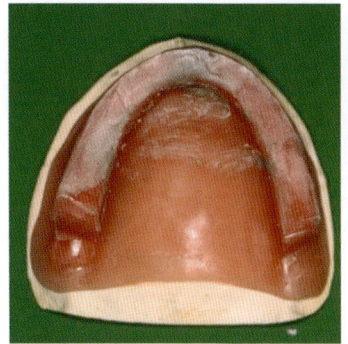
・上顎：咬合床にロウ堤形成（通法どおり）

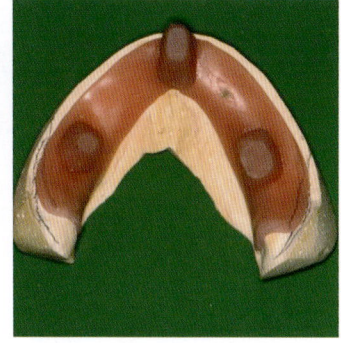
・下顎：咬合床に3本のレジン堤形成（1.6.6の3点）

■ いかに正確に咬合採得を行うか。下顎の咬合床の動きをどうやって制御するか？ 答えは咬合床を持つという単純なことにあった。

point
下顎咬合床を押さえることによって、下顎咬合床が動かないので、正確な咬合採得が可能になる。

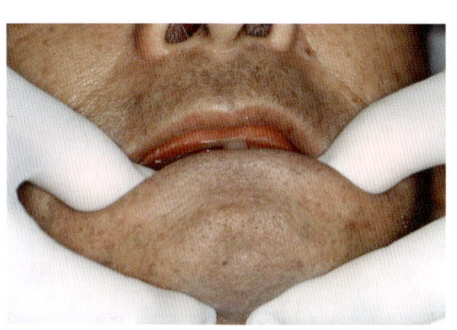
・患者を水平位にして、0時の位置に座る。下顎の咬合床を左右の親指で押さえ、人差し指、中指、薬指を下顎底部に添え、小指で、下顎角部を押さえる

図❷

義歯セット

《いかにして精密なチェックバイトを行うか、解決法の模索》

■ レジン重合後の総義歯はレジンの重合歪みのために確実に試適時とは異なる。
とくに人工歯は動いているので、口腔内における咬合調整は無意味に等しい。必ず、チェックバイトを行い口腔外で咬合器にマウントして咬合調整を行うべきである。

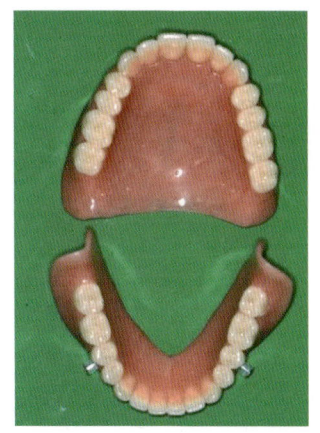

図❸

生田式チェックバイト法 ①

《精密なチェックバイトを行う方法》
下顎の義歯をどのようすれば、動かないようにしてチェックバイトできるか？

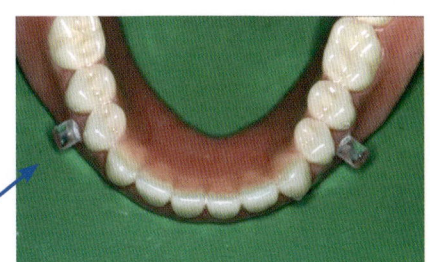
このノブで解決！

図❹

生田式チェックバイト法 ②

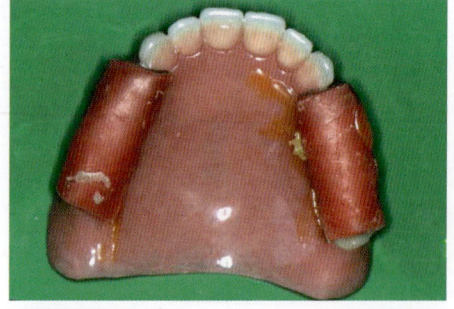
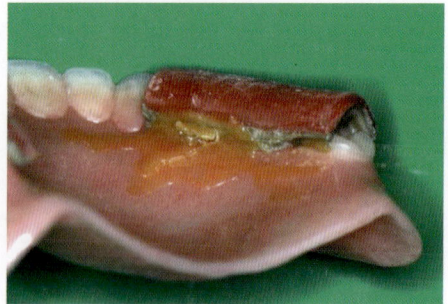

- 上顎総義歯にチェックバイトワックスを張り付けスティッキーワックスで固定する

《生田式総義歯作製法用チェックバイトワックスの作り方》

アルーワックスとパラフィンワックスのプレートタイプのものを重ね張り合わせる。当院ではケミクレーブの余熱で溶かし規定の大きさに切断し、それぞれをさらに余熱で溶かす。
規定の大きさ：長さ 30 × 15 mm

図❺

生田式チェックバイト法 ③

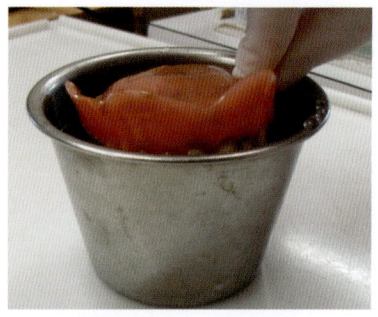
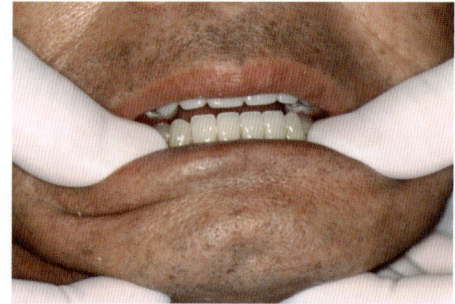

- 軟化温度は適当
- 654|456付近にレジンの棒を付けた部分を親指で固定し、咬合採得の要領で患者の下顎を誘導し中心位付近で蝶番運動を行わせ、上顎総義歯に張り付けたチェックバイトワックスに下顎総義歯の人工歯の喉頭の圧痕を印記する。

＊使用するレジンの棒は Plastic Casting Bar S-3（発売元：石福金属興業）

図❻

咬合器リセット

- チェックバイトワックスを外すとほとんど噛んでいない。口腔内での咬合調整が非常に困難であることがわかる。

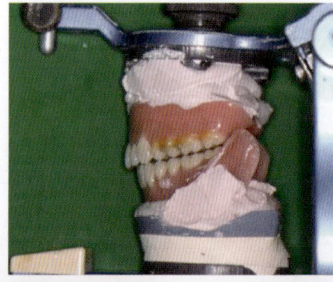
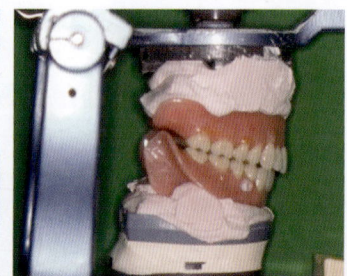
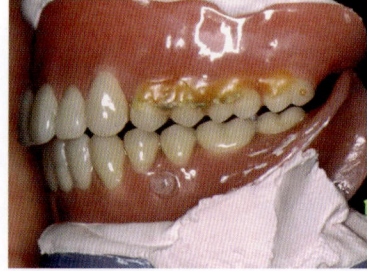
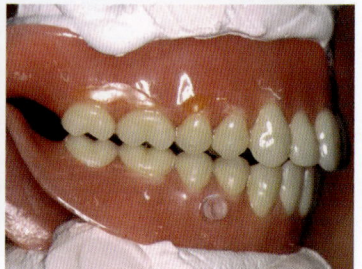

図❼

生田式歯科臨床システム

■ 生田式根管充填法

当院では、根管拡大にはSEC1-0（表❶）を用いており、根管充填には独自のシステムを開発しました。従来のオブチュレーション根管充填にはさまざまな問題点がありました。その問題点をほぼすべて解決した根管充填法です。生田式根管充填法では、以下のことが改善できました。

①非常に安価に根管充填が行える
　3根管の場合
　　ラテラル根管充填　300〜400円
　　NT・タックエンド　100円　本法　20円
②非常に精密に根管充填できる
③痛みがきわめて少ないように抜髄根管でも感染根管でも充填できる
④最小限の根管拡大で根管充填ができる（最低#25番までで根管充填可能）
⑤テクニカルエラーが非常に少ない
⑥非常に短時間で根管充填できる
⑦アシスタントとのタイミングを考えなくてよい
⑧アンダー根管充填の場合、再根充が非常に早く行える

[使用機材]
（抜髄・感染根管とも、同様）
①オブチュレーションGP-S25グラム
②生田式ラバーストッパー
③NTコンデンサー
④東洋オブチュレーションインジェクター
⑤ヒートプラガー

表❶　SEC1-0の特徴

SEC1-0	
使用年数	27年
使用頻度	90％以上
初期投資額	約25〜28万円
ランニングコスト	通常のISO規格のHファイル、Kファイルなので安い
ファイルの破折	少ない
ファイルの調整	弯曲の方向にプリカービングが必要
振動の有無	強い振動があり、不快感がある。事前の設営が必要
根管を開ける能力	#8のファイルから使用でき、根管を開ける能力が高い
最大の特徴	手指感覚がある！！

生田式根管充填法 ①

《生田式根管充填法の手順》
①浸潤麻酔を行う
②ラバーダムを行う
③エッチングを行う（歯間ブラシ使用）
④超音波洗浄
⑤ADゲルを塗布する（東京医科歯科大学：柏田聰明先生の方法）
⑥超音波洗浄
⑦コスモキュアーで電気滅菌を行う。根管内の微生物を完全に滅菌する
⑧根管乾燥（滅菌ペーパーポイント）
⑨オブチュレーションインジェクターに必要量のオブチュレーション。GPペレットを入れておく
⑩アルコールランプで加熱
⑪根管口に塡入
⑫NTコンデンサーを回転させずに挿入。生田式ストッパーを必ず使用
⑬EMRポイントを確認して低回転でNTコンデンサーを正回転（時計回り）させる
⑭NTコンデンサーに抵抗を感じたら少し我慢（ほんの少しの時間）して、抵抗に逆らわず、ゆっくりNTコンデンサーを時計回りに回しながら、根管壁に沿わせて、回転を上げながら引き上げる
⑮複根管の場合は、オブチュレーションGPの溜まりが多ければ、ヒートプラガーで再加熱して他の根管を根充する。オブチュレーションGPの溜まりが少なければ再度オブチュレーションインジェクターで、オブチュレーションGPを追加する

図❽

生田式根管充填法 ②

エンジンはナカニシの技工エンジン
「アルティメイト500」
設定回転数25,000回転

■ ユニットエンジンはクーリングエアーが出るのでオブチュレーションGPが早く固まる。クーリングエアーをカットする必要がある。

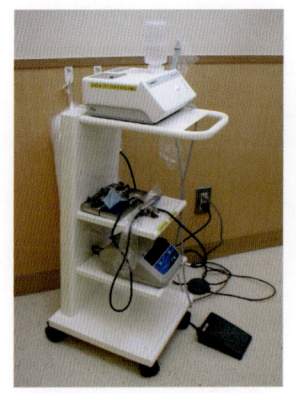
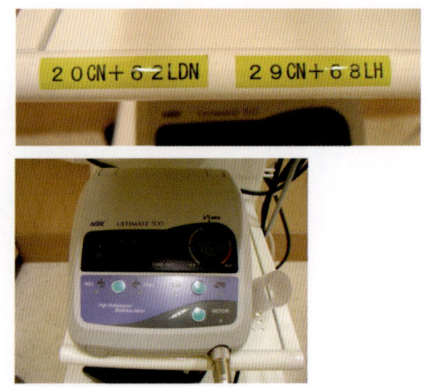

図❾

生田式根管充填法 ③

《生田式根管充填法を成功させるための最大のポイント》
生田式根管充填法用ラバーストッパーの使用

■ 普通のラバーストッパーでは、オブチュレーションGPの圧で押し上げられるためEMRが正確に計測できない。そのため、オーバー根充を起こしやすくなる。そこで、次のような形態のラバーストッパーを考案した。このストッパーだと、オブチュレーションGPが横に逃げて、EMRポイントを見失うことがない。
作り方は簡単で、セントリックス社のセメント移送用ラバー＆プラグのプラグを加工し、NTコンデンサーを刺す。捨てるものを再利用している。

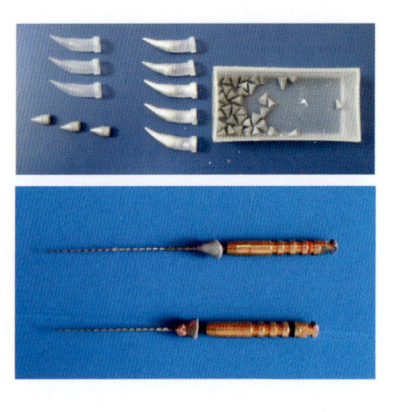

図❿

⑥ナカニシ技工エンジン：フットペダル式・回転調整可能・エアーが出ない
⑦減速シャンク＋等速コントラもしくは等速シャンク＋減速コントラ

＊ユニットエンジンからエアーが出ないことが重要。エアーが出るとせっかく温まっているオブチュレーションGPが早く固まり、コントロールが難しくなる。

[根管充填方法]

根管充填を成功させるために一番重要なことは、根管充填時の細菌感染を完全に防止するということだと思います[1]。残存細菌・真菌を完全に除菌して根管充填するためにはいろいろな方法がありますが、いちばん確実なのはコスモキュアーによる高周波滅菌ではないかと思います。

[再根管充填方法]

根管充填後ただちにデンタルX線撮影を行います。もしアンダー根充の場合は、オブチュレーションGPの溜まりをエキスカで除去してから根管口を明示して、オブチュレーションGPを填入し再根充します。この場合、高回転でNTコンデンサーを間歇的（ビュン…ビュン…ビュン）に回転させ、オブチュレーションGPの熱を利用してEMRポイントまでNTコンデンサーを到達させるようにします。

生田式歯科臨床システム

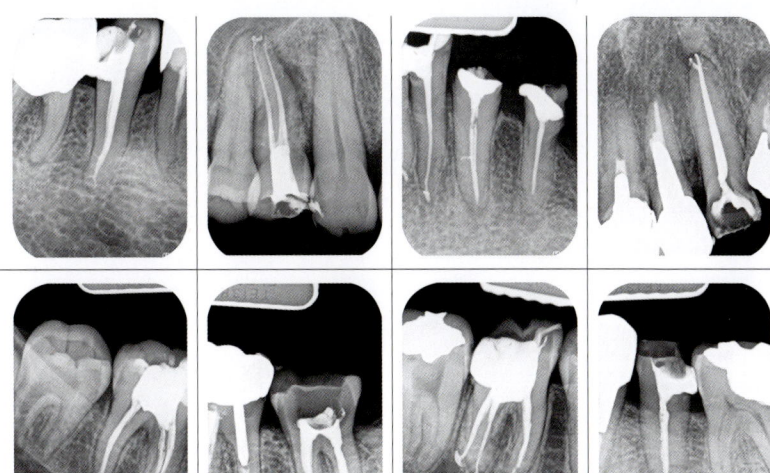

図⓫ 当院の代診の根管充塡の例。マニュアルどおりに行うことですべての代診が同じ結果を残すことが可能になる

■ 生田式鋳造コア作製法

院内感染防止対策に取り組み始めて、経費増に悩まされました。経費削減への取り組みが最重要課題となり、何ができるかを考えてみました。生田式鋳造コアは、そんななかで生まれた作製法です。

[生田式鋳造コア作製法とは？]

補綴関係での経費削減を考え、もっとも不採算な部門の洗い出しを行ったところ、メタルコアを外注しないで簡単に作製する方法を思いつき、研究して直接法に至ったのです。

しかし、直接法によるパターン採得方法としてレジンとワックスの使用が考えられますが、ワックスは難しく、レジンはタイミングが難しい。そこで、解決法として、デュアルキュアータイプレジンの使用が頭に浮かびました。入れるのはNTコンデンサーとします。そうして辿りついたのが……

- 変形なく抜き取るためには？
  →生田式ピンセットの発明
- 鋳造面荒れが生じることの対策は？
  →専用レジンの開発
    ユニファストLCレッド

[生田式鋳造コア作製法の利点]

本法は簡単で歯科衛生士・歯科技工士、ならびに歯科技工所の技術力に影響されないという特徴と、次にあげるマクドナルド的な発想に基づく利点があります。

①非常に細いコアもパターン採得が可能：歯牙破折の減少
②直接法なので技工料金が安くなる
③分割コアも同様の手法で作製できる
④設備投資が少なくてすむ
⑤精度が向上するので脱離が減少する
⑥完成が早いので患者サービスにつながる
　（当院では最速2時間で作製できる）
⑦完成が早いので予約が自在にとれる
⑧予約が詰まるので点数が上がる

＊TONAMINOMICS［マクドナルド的発想］

歯科の経営は、きわめて専門店的な経営になりがちである。そのため、治療技術を上げるために、ひたすら、スタッフのスキルアップに多くの時間を割かざるをえない。そして、若い未婚のスタッフを一生懸命に育てた後で、待ち受けるのが結婚退職という問題がある。若い時期の当院でもそのような問題にいつも悩まされ、歯科医師や歯科衛生士、歯科技工士の雇用に頭を悩まされる状況が続いていた。

このような問題を抱えていると病院を大きくすることがきわめて難しいと感じていた私は、考え方を大きく変えようと決心したのである。つまり、各スタッフのスキルアップを考えるよりも、治療技術に関して、誰が行っても同じような結果が期待できるようなシステムに病院を作り替えようと思ったのである。そのきっかけになったのがこの生田式メタルコア作製法である。非常に単純で、ほとんどミスすることなくメタルコアのパターンを採得することが可能になった。

それ以来、他の治療技術に関しても、単純にすることで治療の規格化が可能になり、同じような結果が出るようになった。

生田式鋳造コア作製法

《レジンの填入》
① NTコンデンサーにレジンを絡ませる
　（サイズ：＃35　21mm、25mm）
② 根管口に合わせて、NTコンデンサーがポスト底部に当たるまで入れる
③ ポスト底部で2〜3秒回転させて、時計回りにNTコンデンサーを回転させながらゆっくり引き抜く

point
・NTコンデンサーの回転数が早すぎると空気の巻き込みを起こして、鋳造体の面荒れの原因になる。また、レジンが飛び散る。
・NTコンデンサー以外ではうまくいかないので、必ずNTコンデンサーを使用する。

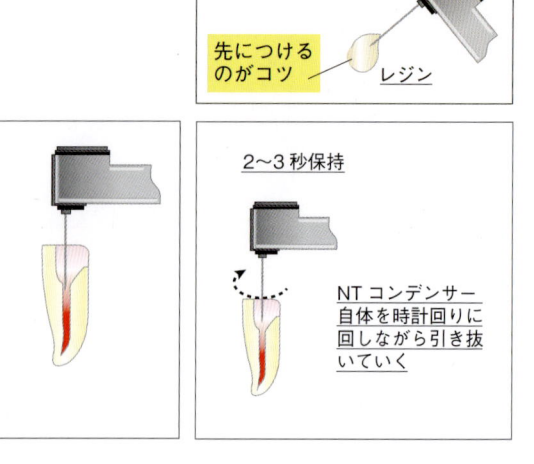

図⓬

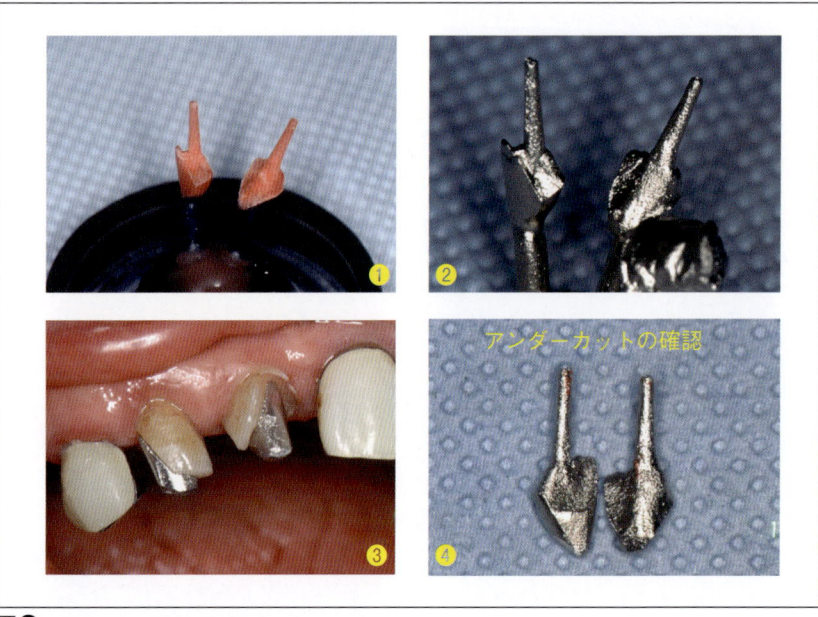

図⓭

■ 生田式浸潤麻酔法

当院では、代診教育の一番目に、局所麻酔を痛くないように打つということを行っています。

痛い治療は患者さんにとっては最悪です。いまの時代は、「滅菌」「痛くない」「優しい」は当たり前、そのベースの上にいかに特徴をもつかの時代だと思います。

本麻酔法は、痛くなく・効果が早く・治療後すみやかに醒める麻酔法です。手順は以下のとおり。
《表面麻酔（プロネスパスタアロマ；日本歯科薬品）→歯肉移行部への刺入→体位の変更→3〜5分後歯間乳頭への刺入→歯根膜への刺入→治療開始》

[生田式浸潤麻酔法：体位変更]

麻酔を打つときには、つねに重力を考えながら行うことがポイントです。

最小限の使用量で最大限の効果を最短時間で得るには、治療目的・刺入部位・刺入深さ・体位・麻酔液降下方向などを考えて、麻酔ターゲット部位を確実に麻酔するようにします。

この考え方で麻酔を行うと、上顎臼歯部頬側に麻酔を行い、口蓋乳頭部分を麻酔することが可能になります。理屈は単純で、頬側に刺入した麻酔液をどうしたら口蓋乳頭付近に運べるのかを考えるだけです。つまり、頭を傾ければよいことになります。

生田式歯科臨床システム

生田式浸潤麻酔法
体位変更

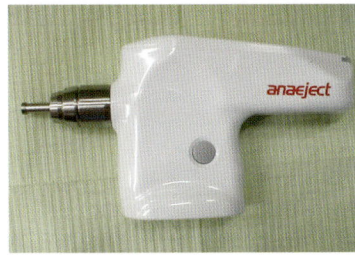

- アネジェクト（日本歯科薬品）
電動注射器+33ゲージ注射針
[特徴]
かなり無痛的に麻酔が可能
袋がけして使用
カバーはケミクレーブ滅菌
その他の効果として、術者自身の肩こりが軽減

《患者の待ちの体位：上顎》

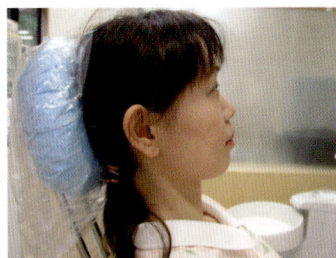
- 上顎前歯部

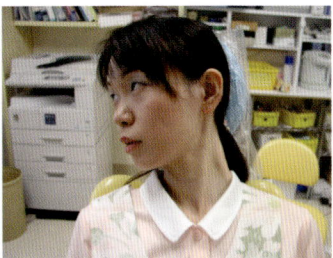
- 上顎左側部

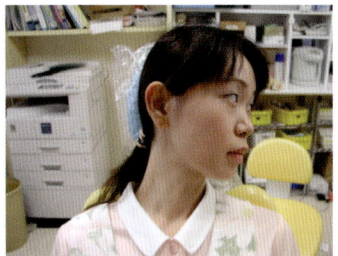
- 上顎右側部

《患者の待ちの体位：下顎》

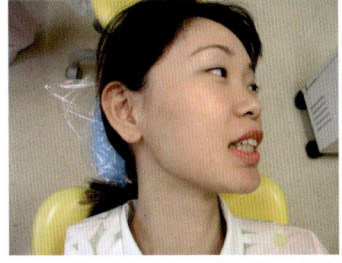
- 下顎右側臼歯部。水平位で左を向いて待つ

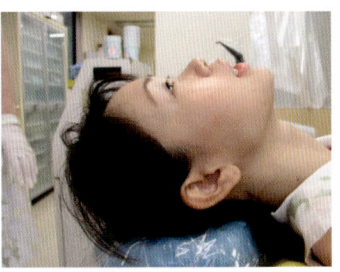
- 下顎前歯部

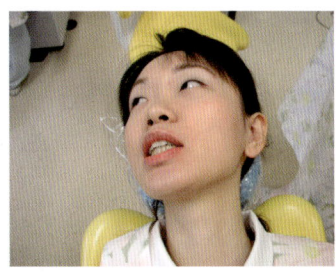
- 下顎左側臼歯部

《下顎臼歯部（右下）の麻酔方法》

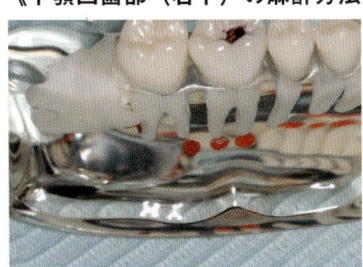
- 歯肉移行部に1/4ほど麻酔

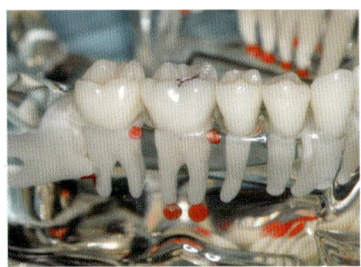
- 歯間乳頭部に麻酔

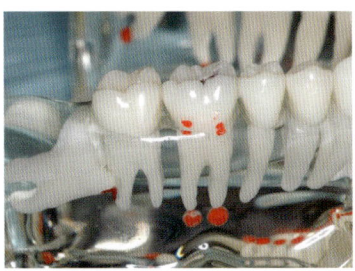
- 歯根膜麻酔

図⓮

歯科医療の未来――歯周内科学の構築へ

2001年、院内感染防止対策を充実する過程で、国際歯周内科学研究会を設立しました。そこには、院内感染防止対策を頓挫せず実施していくために、経費削減と収益を上げる必要があるという経営的な背景がありました。また、人口減少が著しい状況であったので患者をサイクルさせるメインテナンスシステムの構築が重要課題でした。

■ なぜ、歯周内科治療だったのか？

繰り返しになりますが、院内感染防止対策を継続して実施していくためには、自費を増やしていく必要がありました。そのような状況のなかで、患者が歯周病のメインテナンスに応じるためには、以下のことがもっとも大事であると思い、この条件を満たす治療法として、歯周内科治療の確立を目指しました。
- 痛くないこと
- 結果がすぐに出ること
- メインテナンスが楽しいこと

■ 歯周内科治療が目指したもの

上記にあげたメインテナンスの患者を増やすために大切なことを実現するべく、歯周内科治療では、次のことを目標にしました。
①その理論や治療方法や治療結果が、医学的で患者に非常に理解しやすいものである。
②普通の歯科医師や歯科衛生士が、特別に意識が高くない患者を治療しても同じような治療効果が得られる。
③しかも痛みや苦痛を伴わず、短期間で安全に安価に確実に得られる。
④その状態で再感染がなければ継続する治療法である。
⑤術者も患者も楽な楽しい治療（メインテナンスを継続するための必要条件）。

■ 従来の歯周病治療の問題点

歯周病は感染症であり、全身疾患との関わりが指摘されはじめています。

感染症であることを考えたとき、現在主流となっている歯周治療の問題点を考えてみました。

[問題点1：口腔内の正常微生物叢の研究がない]

この疑問は、2002年10月号『日本歯科医師会雑誌』の「口腔ケアの必要性―EBMを目指して―」での花田信弘氏の記述により理解できました（図❶）。

[問題点2：口腔内微生物叢の改善なしで外科的な治療が行われている]（図❷）

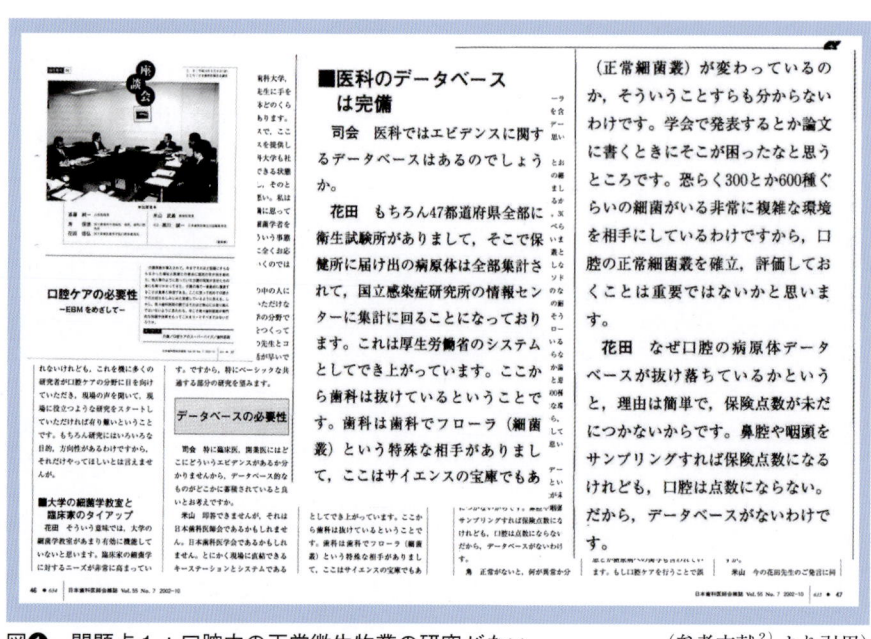

図❶　問題点1：口腔内の正常微生物叢の研究がない　　　（参考文献2)より引用）

[問題点3：耐性菌を作りやすい投薬を行っている]

歯科の投薬は2～3日しか認められません。3日間の投薬では細菌は少し弱くなるが、完全に死滅しない。そして1週間後にはほとんど投薬前と同じような菌叢に戻ります。

たとえば、6分割してFOpを行ったときに合成ペニシリンを6回投与すると、菌は6回ダメージを受けますが、最終的には非常に耐性が強くなる可能性が高いのではないでしょうか？　そのためには、サイクリング投薬を行い、耐性菌の発生を抑制すべきと思われます。

また、投薬の効果を確認するために位相差顕微鏡などで微生物叢の確認ができるので、毎回確認を行い、耐性菌の発生を抑制しなければなりません。

[問題点4：感染症であるのに、どこから感染するのか研究がない]

この問題点についても前述の花田氏の記述「口腔ケアの必要性―EBMを目指して―」より理解できました。おもに母子感染・性行為感染と推測されています。しかし、正確な調査はなされていません。原因はやはりデータベースの構築がなされなかったためと考えられます（図❸）。

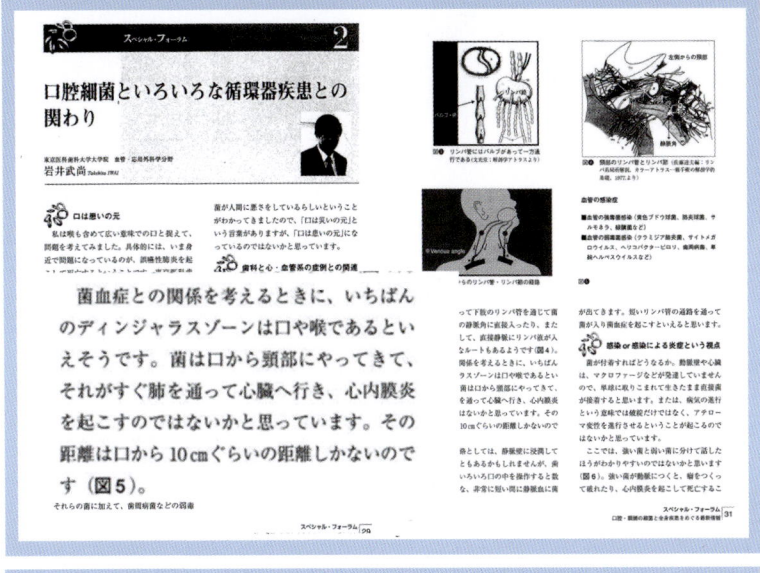

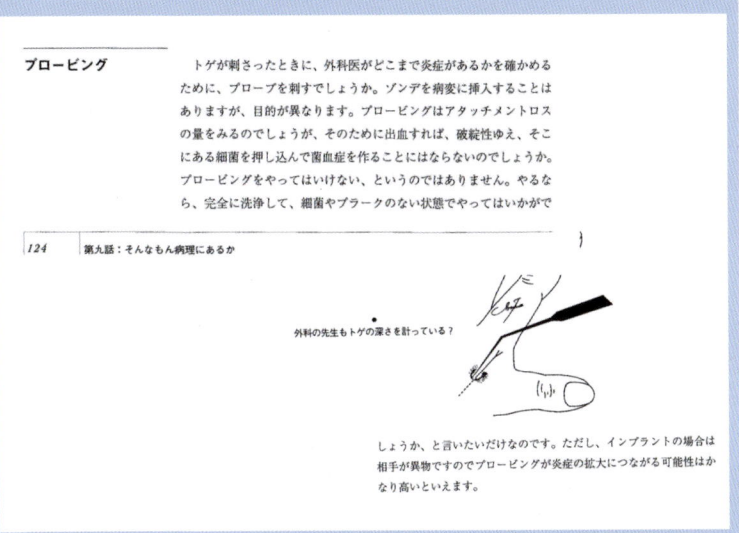

図❷　問題点2：口腔内微生物叢の改善なしで外科的な治療が行われている
（参考文献[3,4]より引用）

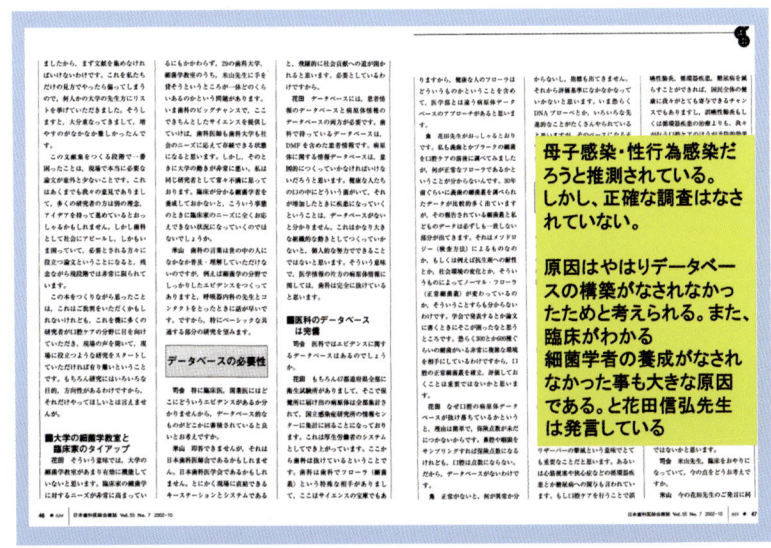

図❸　問題点4：感染症であるのに、どこから感染するのか研究がない
（参考文献[2]より引用）

天草発 生田式歯科医療のススメ　23

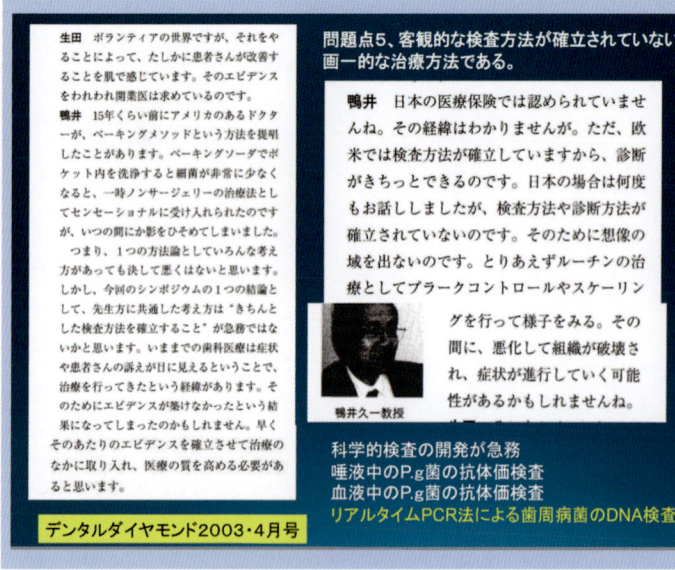

図❹ 問題点５：客観的な検査方法が確立されていない画一的な治療方法である
(参考文献[5])より引用)

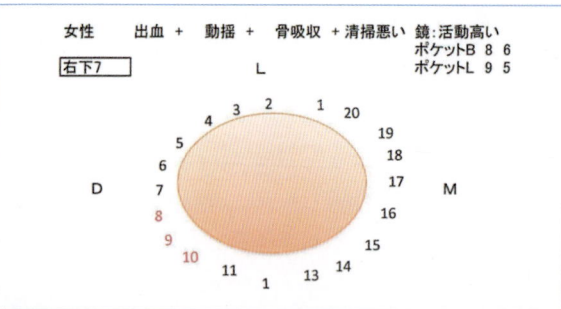

	P.g.	T.d.	T.f.	A.a.	F.n.
1	964	9	120	15	1,827
2	41,571	3,223	2,193	979	7,473
3	362	16	143	180	3,373
4	982	130	143	180	3,373
5	554	4	36	8	84
6	174	1	12	7	77
7	251	7	18	1	18
8	16,619	159	345	581	2,338
9	120,586	848	8,137	581	2,338
10	164,789	1,734	4,463	978	5,595
11	20,984	122	1,734	1	215
12	49,655	180	2,275	63	369
13	3,994	30	216	92	280
14	17,996	36	1,182	79	681
15	61,215	366	4,989	90	2,356
16	910	5	48	1	13
17	990	14	81	6	34
18	151,303	1,217	14,172	14	1,380
19	298	16	37	4	16
20	13,291	393	1,391	82	147

図❺ 1本の歯の20ヵ所を検査してデータを採取した。部位によって菌の量はずいぶん異なる

[問題点５：客観的な検査方法が確立されていない画一的な治療方法である]

2003年4月号のデンタルダイヤモンド誌で鴨井久一氏は、次のように述べています（図❹）。

「日本の場合は何度もお話ししましたが、検査方法や診断方法が確立されていないのです。そのために想像の域を出ないのです。とりあえず、ルーチンの治療としてプラークコントロールやスケーリングを行って様子をみる。その間に、悪化して組織が破壊され、症状が進行していく可能性があるかもしれませんね」

科学的検査の開発が急務ということで、唾液中のP.g菌の抗体価検査、血液中のP.g菌の抗体価検査、リアルタイムPCR法による歯周病原細菌のDNA検査など、大学の歯周病科で研究が進行しています。

一般社団法人国際歯周内科学研究会では、もっともエビデンスが高いといわれているリアルタイムPCR法による歯周病原細菌のDNA検査を行っています。

[問題点６：感染症なのに院内感染防止対策に無頓着である]

歯科は、感染症を扱う職種であり、観血的処置が多い医療機関であるにもかかわらず、治療器具の滅菌率が非常に低い状況にあります。とくに小児を対象にする小児歯科・予防歯科、歯肉を扱う歯周病治療・口腔外科では、滅菌ならびに院内感染防止対策は必須です。院内感染防止対策は医療人としての最低限のモラルではないでしょうか。

図❺は、1本の歯牙の20ヵ所をリアルタイムPCR法で検査をしたときのデータです。その結果は部位によって細菌の分布は大きく異なるというものでした。現在、保険診療で行っているプロービング検査は、菌のばらまきにつながるのではないでしょうか（図❻）。

日赤のホームページのQ&Aのトップには、「献血のスクリーニングで3日以内に歯科治療（歯石除去を含む）を受けている場合、献血はできません」と掲載されています（図❼）。その理由は、「出血をともなう歯科治療を行った場合、口腔内常在菌が血液中に移行する可能性があるため、献血をご遠慮いただいています」ということです。

歯科医療の未来——歯周内科学の構築へ

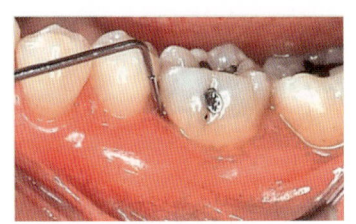

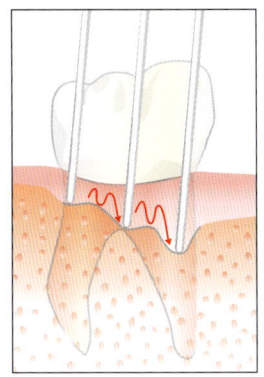

■ 保険診療で行われているプロービング検査は菌のばらまきにつながるのでは？　また、同じプローブですべての歯牙を計測すれば、全部の歯牙に感染を起こす可能性があるのではないだろうか？

図❻

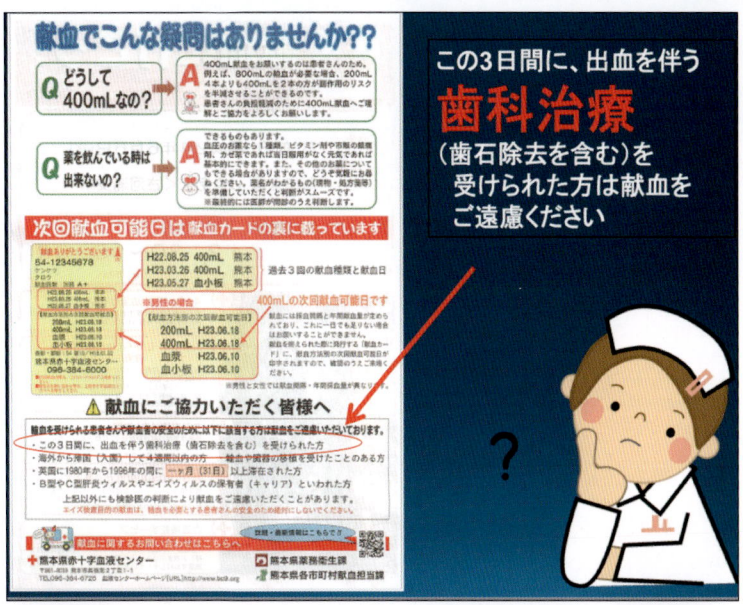

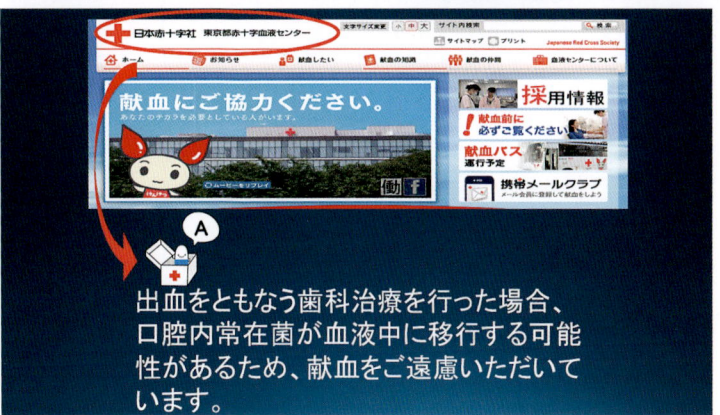

図❼　（熊本県赤十字血液センター、日本赤十字社ホームページより引用）

Bacteraemia following periodontal procedures

Authors: Kinane, Denis F.[1]; Riggio, Marcello P.[2]; Walker, Katie F.[2]; MacKenzie, Duncan[2]; Shearer, Barbara[2]
Source: Journal of Clinical Periodontology, Volume 32, Number 7, Ju 2005, pp. 708-713(6)

■ 除菌・滅菌をしないで外科的検査や外科的処置を行うことが医療なのか？　医科ではそのような治療を行っているだろうか？　毎日の診療で患者のプラークを位相差顕微鏡で観察していれば、怖くてそのような行為はできなくなる。

下記のとおり、菌血症の発生が明らかになった。

	細菌培養	PCR分析
超音波歯石除去	13%	23%
歯周ポケット測定	20%	16%
歯磨き	3%	13%

図❽　　　　　　　　　　　　　　　　　　　　　（参考文献[6]より引用）

　海外の論文でも歯科治療などで菌血症が起きていることが証明されています（図❽）。免疫力が高い若いうちは問題ないかもしれませんが、高齢になり免疫力が落ちてきた場合は、菌が多い状態でのプロービングや歯石除去は危険な行為であると思われます。

歯周内科治療とは？

歯周病は微生物の感染により起こる感染症であり、感染症であるならば、感染症治療の基本に基づき治療を行う必要性があります。歯周内科治療では歯周病原細菌を明らかにし、それに効果のある薬物を用いて治療を行います。

■ 歯周病に関与している細菌

鹿児島大学医学部・歯学部附属病院・口腔顎顔面センター・口腔外科の上川善昭氏は、第21回日本口腔感染症学会総会・学術大会の教育講演において次のように述べられました。

「感染症治療の基本は原因微生物の特定と有効な抗微生物薬剤の選択と投与であり、細菌のみならず真菌（カンジダ）にも着目する必要がある。難治性歯周炎で抗真菌薬が著効したとの報告が散見されるが、カンジダが炎症の増悪因子となっていることを見抜いた当然の結果である。このようにカンジダが関与する口腔粘膜疾患では確実な検査と確かな診断により、それまで治療に難渋していた症例に劇的な治療効果がもたらされる」。

口腔内のバイオフィルムを位相差顕微鏡で観察すると多くの微生物が鏡検されます（図❶）。はたして、そのなかの一部分である細菌だけが歯周病の原因であると断定してよいのでしょうか？

医学部の真菌学教室の情報によると、デンタルプラーク中には*Candida albicans*をはじめとして数種類の真菌が検出されるとの報告がありますが、内容について詳述はありません。そもそも、*Candida albicans*はいつ、人間に寄生する（もしかしたら共生）かというと、ほとんどが産道感染のようです。つまり、人間は生まれながらにして*Candida albicans*にまみれて生まれてくるのではないでしょうか。空気中や土中にも多く存在し、呼吸や食事で容易に感染するため、寝たきりの老人の口腔内は管理を怠ると*Candida albicans*などの真菌類の巣窟のような状態になります。*Candida albicans*などの真菌類は常在菌と考えるべきで、人間の体が老化し、免疫力が低下すると日和見感染を起こすといえるのではないでしょうか。

カンジダは根尖の嫌気的な歯根膜の中にもたくさん観察され、また、象牙細管や軟化象牙質の中にも

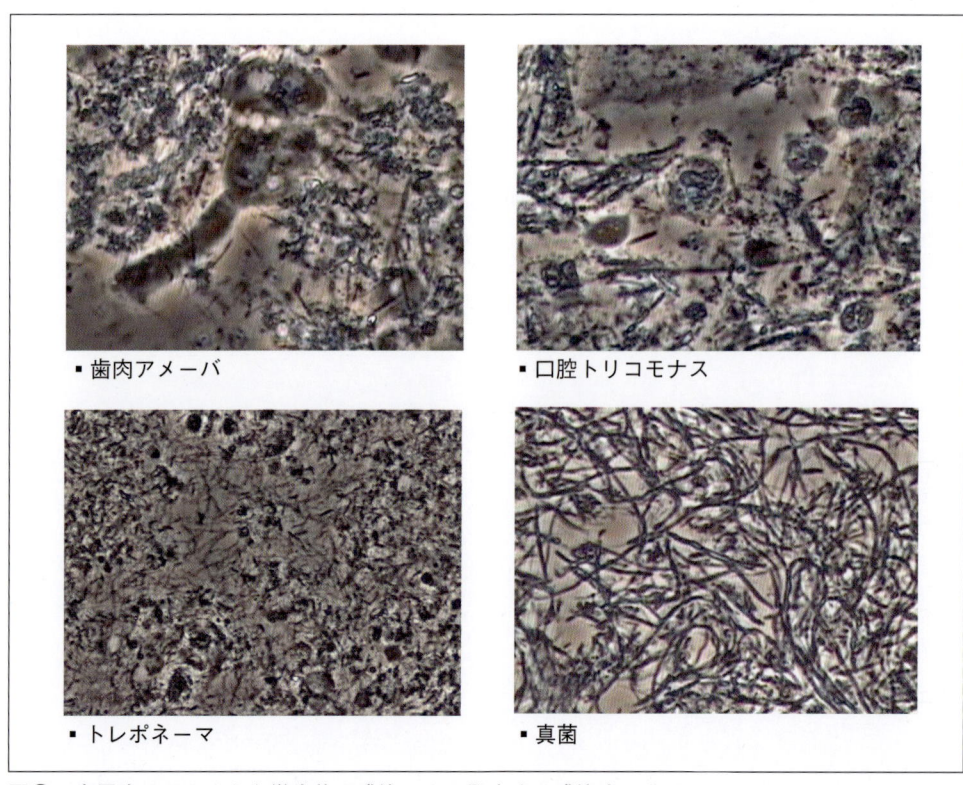

図❶　歯周病はこのような微生物の感染により発症する感染症である

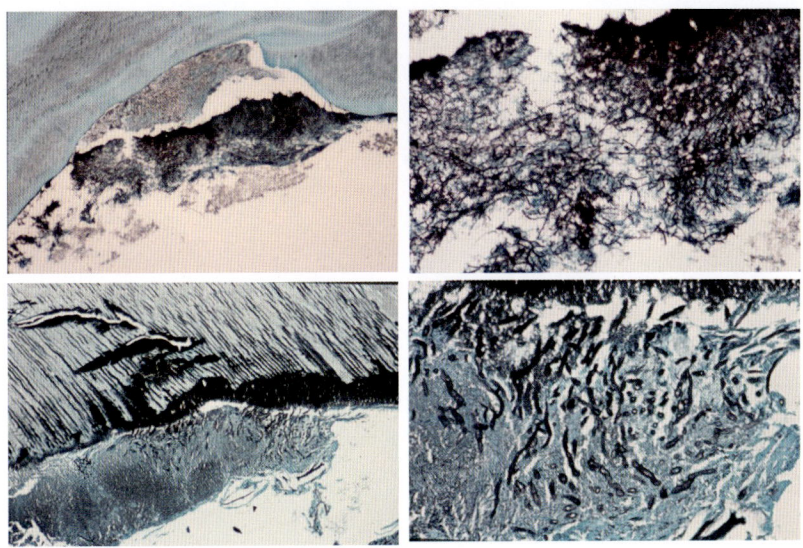

図❷ 歯石、カリエス中の線状微生物（*Candida albicans*）。三菱化学BCLへ依頼作成

《重度歯周病で抜去した歯の観察》　　グロコット染色（切片作成：生田歯科医院）

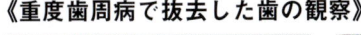
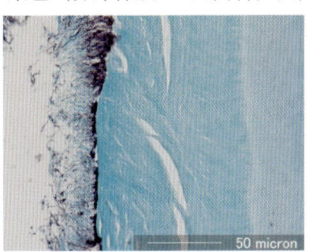
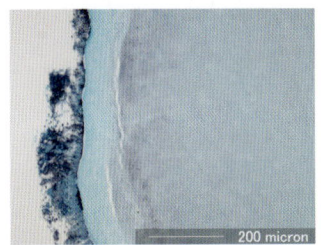
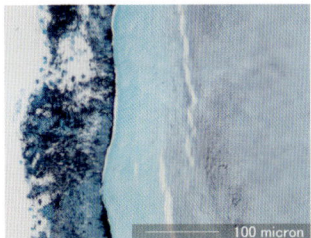
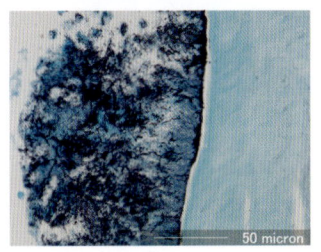

■ カンジダは根尖の歯根膜に食い込んでいる。そのために歯周ポケット内に浮遊していないのではないか？　リアルタイムPCR法での検出が難しいのはそのためではないだろうか？
検体採取の方法を考える必要がある。→根尖の歯根膜を細いスケーラーなどで掻爬してカンジダを浮かせる。

図❸

たくさん観察されます。
　また、『デンタルトリビューン』2005年12月号で鶴見大学の前田伸子氏が*Candida albicans*のバイオフィルムについて述べていますが、カンジダはバイオフィルムの構成要素になっていると思われます。
　では、カンジダの役割とは何なのでしょうか？
　現在、以下のようなことが推測されています。
①歯周病やカリエス発生のスターター的役割
- 歯肉への侵入；CAPPをつくる
- 強い酸性環境をつくることができる（pH2.5～4.5）

＊カリエス発生に関係していると思われる
- 酸性環境でもアルカリ環境でも生き延びる生命力
- 根面カリエス、義歯プラークでの繁殖力
- 人間に一番最初に感染する微生物
- 最後の最後に一番厄介な存在

　カンジダが歯周病の初発原因なのか、それとも細菌が初発で重度歯周病になった場合には歯周病の部位にカンジダが感染して修飾し、さらに歯周病を悪化させる因子になっているのではないかという意見がありますが、大学の研究では修飾因子ではないか

という意見が多いようです。いずれにしても、カンジダが重度歯周病に関係しているということに関しては否定的な意見は少なく、今後の研究の進行を見守りたいと思います。

②ゆりかごのような存在で、菌を育てる温床になっているのでは？
- バイオフィルムの中核になっている
- コーンコブの芯になりうる、なっている
- 象牙細管や歯石の中に存在する
- AMPHシロップで歯磨きをしたときのプラーク分解の強さ
- 歯肉に入り込んだカンジダは免疫系でも除菌しにくい

図❹は2012年の福島民友ニュースに掲載された記事ですが、ついにこのような論文が出てきました。今後の研究の進行に期待したいと思います。

[細菌]

注目すべき細菌は次のような細菌であるといわれています。

- *Porphyromonas gingivalis*
  成人性歯周炎の原因菌といわれている。タンパク分解酵素を有し歯周病の発症と進行の原因になっているといわれている。

- *Prevoterlla intermedia*
  女性のエストロゲンやプロゲステロンにより発育が促進される。そのため女性の思春期性や妊娠性の歯肉炎を起こす。また、急性壊死性潰瘍性歯肉炎の際にも*Treponema denticola*とともに増加してその原因菌となる。

- *Aggregatibacter actinomycetemcomitans*
  限局性若年性歯周炎の病巣だけでなく、成人性歯周炎などの病巣にも多い歯周病菌である。免疫学的防御メカニズムを回避する能力を有する。

- *Tannerella forsythia*（*Bacteroides forsythus*）
  トリプシン様の酵素を産生し、成人性歯周炎の活動部位に多い。

- *Treponema denticola*（形態特異性により治療指標になりうる）
  免疫応答を抑制し、免疫応答を起こさせない。そのためさまざまな細菌が一緒に増殖してくる。難治性歯周病患者の排膿部位には必ず存在する。

- *Fusobacterium nucleatum*
  大きさは0.4〜0.7×10μmで、両端が先細りになった紡錘状の細長い桿菌である。

[原虫]

- 口腔トリコモナス
  位相差顕微鏡で見ると大きさが10μm程度で、細菌や短い*Candida albicans*などを捕食する。歯周病が進行した患者の口腔内に観察される。接触感染する。

- 歯肉アメーバ
  位相差顕微鏡で見ると直径が10〜30μmぐらいあり、アメーバ状の動きをする。白血球や細菌を捕食する。

奥羽大歯学部口腔病態解析制御学講座の玉井利代子准教授は、10日までに、口の中にあるかびの一種であるカンジダ菌が歯周病菌の歯肉への侵入を進行させることを突き止めた。微生物学免疫学に関する国際的な学術雑誌『マイクロバイアル　パソジェネシス』に論文が掲載された。歯周病菌は歯周病だけでなく、動脈硬化などの原因の一つとも言われており、同講座の清浦有祐教授は「口の中を清潔に保ちカンジダ菌の付着を予防することで歯周病や動脈硬化の予防にもつながる」と話している。

シャーレで人の歯肉の細胞を培養、カンジダ菌と触れた細胞と触れていない細胞の歯周病菌を取り込む割合を比較。カンジダ菌と触れた歯肉細胞は、そうでない細胞の3倍、歯周病菌を取り込みやすいという結果を得た。清浦教授は「原発事故で避難しているお年寄りらは、ストレスや疲れなどで抵抗力が落ちていてカンジダ菌も活発になりやすいので、入れ歯の手入れや歯磨きなどでカンジダ菌の付着を予防してほしい」と話している。
（2012年1月11日　福島民友ニュース[8]より抜粋）

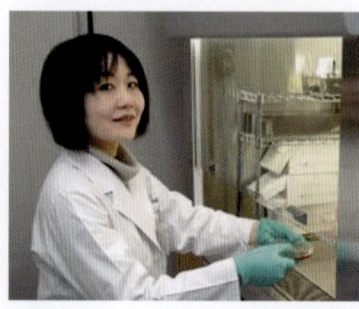

- カンジダ菌が歯周病原細菌の歯肉への侵入を促進することを突き止めた玉井准教授

図❹

歯周内科治療とは？

表❶ 位相差顕微鏡とリアルタイムPCR法の比較

	位相差顕微鏡	リアルタイムPCR法
患者へのインパクト	視覚に訴えるので非常に強い	数字で表されるので、説明の仕方により強いインパクトを与えることができる
科学的なエビデンス	歯科界ではエビデンスを得にくい	科学的に一番精度の高い検査法なのでエビデンスが高い
実際の精度	らせん状菌しかわからない	6菌種を数字で示すことができる
投薬の参考	ジスロマックしか選択肢がない	各菌種で感受性の高い抗菌薬を使用できる
初期投資	位相差顕微鏡が必要（高価）	初期投資は1万円ほど。デシケーターなど
ランニングコスト	カバーガラス等	紙
検査費用	手間賃のみ	検査会社への外注検査料が必要
将来保険償還の可能性	医科点数の準用。学会に認めてもらえれば入る	ある。反対者がいない
検体採取の厳格性	低い	訓練が必要

診断方法

従来の診断方法に加えて、位相差顕微鏡とリアルタイムPCR法による歯周病原細菌の検査を行い診断します。位相差顕微鏡とリアルタイムPCR法の比較を表にまとめました（表❶）。

位相差顕微鏡による検査

位相差顕微鏡による検査は表❶に示したようにエビデンスとしては限りがありますが、患者には視覚に訴えられるので、患者説明時には効果が高いと思われます。接続できる顕微鏡として、Perio Micro 40 / Perio Micro 30（顕微鏡は別売）があります。

また、歯周病嫌気性菌のなかで、らせん状菌を指標菌にしたのは、以下に示す理由によります。
- 形態が特異的で位相差顕微鏡で判別できる細菌のため、内科的、外科的治療効果が判定しやすい
- 歯周病の部位には100％近い確率で確認できる
- 免疫応答を抑制するなどその役割が解明されている
- *Porphyromonas gingivalis*や*Prevoterlla intermedia*などとの関連性が指摘されている
- 歯周病の増悪と*Treponema denticola*の繁殖が関連している

[位相差顕微鏡による検査の特徴]
①顕微鏡からの細菌画像（動画）をデジタル記録
- 治療前・中・後の経過を2画面の動画で表示
- 患者の治療経過を一元管理

②診療フローに沿った簡単操作
- 診療中の治療行為を妨げない

リアルタイムPCR法

歯科医療においては科学的で的確な検査・診断・治療という医療の標準的なパターンが必ずしも行われていないという問題点があります。とくに感染症である歯周病治療を行う際に、原因微生物の特定は非常に重要な検査であり、リアルタイムPCR法の必要性が高いといえるでしょう。

[リアルタイムPCR法の原理]

サーマルサイクラーと分光蛍光光度計を一体化した専用装置を用いて、PCRによる増幅過程をリアルタイムにモニタリングし、定量する方法。本法は、PCRにより産物が指数関数的に増幅している時期において、サンプル間の目的産物の増幅量を比較できるので精度が高くなります。そして、微量のサンプルを用いて、簡便に遺伝子の発現量を定量化することができ、さらに、多数のサンプルを同時に定量することができるという利点があります。

同法は電気泳動と比べ、感度がよく、ダイナミックレンジも広くなります。また、電気泳動における煩雑な作業も不要であることから、迅速かつ簡便に解析でき、いまや、リアルタイムPCR法はRNAやDNAの正確な定量にはなくてはならない方法となっています[9]。

検査方法と、リアルタイムPCR法を採り入れた症例については、次項であらためて紹介します。

リアルタイムPCR法の導入

　歯周病は微生物による感染症であることを述べました。この微生物は歯周病原細菌と呼ばれる数種の嫌気性細菌で、歯周病の進行と悪化に関係しているということも明らかになってきました。リアルタイムPCR法で調べるのは、口腔内に生息する細菌の分類として有名なスコランスキーのピラミッドの頂点にあたる嫌気性細菌です（図❶）。

　歯肉溝滲出液内の歯周病原細菌を定量するために用いられる検査としては、リアルタイムPCR法による歯周病原細菌のDNA検査が一般的ですが、一般社団法人国際歯周内科学研究会ではインターカレーター法による歯周病原細菌のDNA検査を行っています。

■ 検体採取の方法

[検体採取時期]

　歯周病治療のどのステージで検査を行うべきか、ということに関しては、以下に述べる各ステージで行うことが理想です。しかし、患者の経済的な問題も考慮すると、初診時と、最終検査時に行うことが求められます。また、歯周病の抗菌療法を行う際には投薬後の検査が必要となります。さらにSPTに移行する場合は、1年に一度は検査を行い、嫌気性細菌の状況を把握することが重要です。
①初診時
②抗菌療法を行うのであれば投薬後
③スケーリング後
④SRP Pcur後
⑤最終検査・メインテナンス移行時
⑥SPT・メインテナンス時

[検体採取歯牙の選択]

　口腔内の歯牙の検体の採取部位として、もっとも患者の歯周病の状態を反映している歯牙を選択します。その選択の指標としては、次のような状況が考えられます。
①パノラマX線写真・10枚法X線写真等でもっとも骨の吸収が進行している部位で、ポケットが深い部位
②排膿が認められる部位
③プラークインデックスが改善しない部位

[検体採取の手順]

1．検体採取部位
　現在のところ、検体採取の方法に関しては国際的

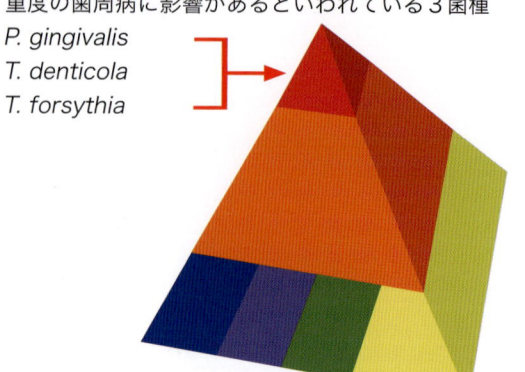

口腔内に存在している数百種の細菌を、歯周病への関連が高い順に分類し図式化したもの。重度の歯周炎にもっとも影響を及ぼしているといわれている*P. g.*菌、*T. d.*菌、*T. f.*菌がピラミッドの頂点に位置している

（Sigmund S. Socransky, Anne D. Haffajee：Dental biofilms：difficult therapeutic targets. Periodontology 2000, 2002, 28；12-55.）

図❶　スコランスキーのピラミッドが示すレッドコンプレックス
　　　　　　　　　　　　　（参考文献[10]より引用改変）

に確定したプロトコールは存在しないようです。

　検体採取の方法としては2〜4本の滅菌ペーパーポイントを歯肉溝に挿入し、歯肉溝滲出液を十分に採取することが求められます。けれども最近では1本の歯牙の歯周ポケットにおいても部位特異性があることが判明しています。図❷は7|の歯周ポケット20ヵ所に滅菌ペーパーポイントを挿入し各部位での嫌気性菌の分布を判定したデータです。図❷の表に示すように、各部位で歯周病嫌気性菌の分布が大きく違うことが理解できます。このデータから、検体採取を行う際は、滅菌ペーパーポイントの本数をある程度増やすことが必要であると推測されるでしょう。データのように20本を挿入することは不可能ですが、少なくとも4本程度を部位を変えて挿入する必要があるのではないかと推測できます。

　また、圧排糸を歯肉溝に入れるように、水平に滅菌ペーパーポイントを挿入する方法も一考ではないかと思われます。

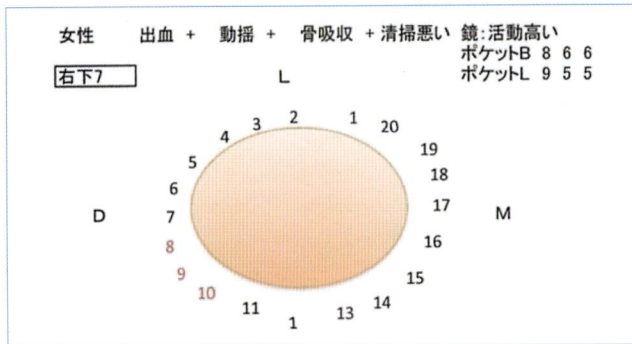

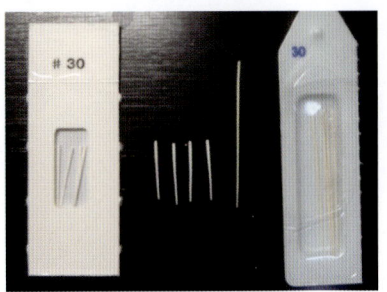

図❸ 使用する滅菌ペーパーポイント

	P.g.	T.d.	T.f.	A.a.	F.n.
1	964	9	120	15	1,827
2	41,571	3,223	2,193	979	7,473
3	362	16	143	180	3,373
4	982	130	143	180	3,373
5	554	4	36	8	84
6	174	1	12	7	77
7	251	7	18	1	18
8	16,619	159	345	581	2,338
9	120,586	848	8,137	581	2,338
10	164,789	1,734	4,463	978	5,595
11	20,984	122	1,734	1	215
12	49,655	180	2,275	63	369
13	3,994	30	216	92	280
14	17,996	36	1,182	79	681
15	61,215	366	4,989	90	2,356
16	910	5	48	1	13
17	990	14	81	6	34
18	151,303	1,217	14,172	14	1,380
19	298	16	37	4	16
20	13,291	393	1,391	82	147

（生田歯科医院検査データより）

図❷ 歯牙の周囲の菌の分布の問題

表❶ リアルタイムPCRを阻害する化学物質

	阻害因子 (PCR inhibitors)	阻害因子の レベル
co-purification contaminants	ヘモグロビン	＞1mg/mL
	ヘパリン	＞0.15I.U./mL
purification contaminants	フェノール	＞0.2%（v/V）
	ドデシル硫酸 ナトリウム	＞0.005%（w/V）
	イソプロパノール	＞1%
	酢酸ナトリウム	＞5mM
	塩化ナトリウム	＞25mM
	エタノール	＞1%
	EDTA	＞0.5mM

（資料提供：キアゲン社）

2．検体採取時間

滅菌ペーパーポイントを何秒間歯周ポケット内に留置すべきか、という時間の決まりも現在のところ決められていないようです。10〜30秒程度の留置時間が必要と思われますが、確実に歯肉溝滲出液を採取するためには30秒ほど留置時間が必要でしょう。

3．使用する滅菌ペーパーポイントの選択

ポケットに挿入するペーパーポイントの号数はある程度の腰の強さが必要です。現在、推奨されている号数は#30〜40ですが、ペーパーポイントの長さも規定がありません（図❸）。

ポケットに挿入し30秒間留置する際、通常の長さのペーパーポイントは唾液に触れたり、頬粘膜に触れたりしてコンタミネーションを起こす可能性が高いようで、そのためにショートタイプのペーパーポイントが使用しやすくおすすめです。

また、通常のタイプのペーパーポイントを4本挿入すると、検体採取用のチューブの中のペーパーポイントの容積が多くなりDNAの抽出量が少なくなる可能性もあるので、ショートタイプのペーパーポイントが取り扱いにおいては有利です。

4．検体採取時の注意事項

検体採取時にポケット底部にペーパーポイントの先端を接触させると血管を損傷し、出血することがありますが、血液中のヘモグロビンはリアルタイムPCR法の反応阻害物質となり、細菌データに大きな狂いが生じる可能性があるので注意が必要です。

また、唾液や頬粘膜への接触によりコンタミネーションを起こし、検査データに誤差が生じることがあるので、防湿とコンタミネーション防止対策は厳重に行わなければなりません。

5．阻害物質について

リアルタイムPCR反応を阻害する化学物質を表❶にあげました。このような物質が検体採取の際や、

リアルタイムPCR反応過程時に混入しないように注意します。

[検体移送時の注意点]

検体移送時に検体チューブの中の歯周病嫌気性菌が増加しないような輸送を考える必要があります。
①冷凍輸送：マイナス20℃ほどで冷凍輸送を行うと輸送中の菌の増加はないと思われる。しかし輸送コストが非常に高くなる。
②検体を送付する前にデシケーター等で乾燥状態にして、その後に送付を行う方法。ほぼ乾燥状態が可能になるので、菌の増加は抑制することが可能であると思われる。

■ 解決すべき問題点

リアルタイムPCR法を普及するためには、今後解決すべきいくつかの問題点があります。

[検査方法の規格化]

現在の状況は、検査施設によって検査方法が異なります。そのためにデータの比較は検査施設が異なると意味をもちません。今後、保険償還に向けては検査方法の統一、検査キットの統一、検査機器の統一が必要となると思われます。

その際に必要となる基準は次のようなことが考えられます。
- コストが安い。
- 検査結果が安定している。
- カットオフ値が低い。理想は、0は0であること。

[基準値に関して]

現在、リアルタイムPCR法による歯周病原細菌のDNA検査においては基準値が明確ではないので、早急に日本歯科医学会等での基準値の策定が望まれます。

商業誌等では以下に示す表❷❸のようなデータがあげられています。

多数の臨床例を経験した結果、私の臨床においては暫定的に表❹❺のような数字を基準として考えています。この数字はあくまで私見であり、今後の検証により、より精度の高い基準値が設定されることを切に願っています。医科のさまざまな臨床基準値は徐々に変化しています。

表❷　リアルタイムPCR法による歯周病原細菌のDNA検査におけるハイリスク患者の基準

歯周病ハイリスク患者の診断基準（初診時）		
1.	骨吸収・年齢比	0.8〜1.0以上
2.	PD	6部位率⇒30％以上
	BOP	50％以上
3.*1	歯周病原細菌	P.g　10,000以上
	あるいはハイリスクタイプの菌叢	（Red Complex100,000以上）（+A.a1,000以上）
4.	免疫学的評価	P.g血清抗体価（IgG）10以上あるいは1以下
5.	全身・環境リスク	喫煙歴（パックイヤー≧15）
	糖尿病および心血管病変リスク	（HbA1c値6.5以上、h-CRP*2が1.0mg／1以上）

＊1：3．の条件を満たす場合は、細菌検査と組み合わせて評価する
＊2：h-CRP；高感度CRP
　　　Red Complex　P.gingivalis
　　　　　　　　　T.denticola
　　　　　　　　　T.forsythia

表❸　リアルタイムPCR法による歯周病原細菌数診断基準値

歯周病原細菌数診断基準値			
細菌パラメーター	P.g	0.1％、10^2以下	—
	Red complex	1％、10^4以下	BANA陰性
	P.g血清抗体価	1〜2.5以下	

（表❸❹　参考文献[11]より引用改変）

表❹ 筆者が現在、投薬の基準としている値

投薬基準値
＊位相差顕微鏡で状態が悪く、リアルタイムPCR法による検査結果が①〜③のような状態
①Red complexの総和が3,000以上 （P.g、T.d、T.fがそれぞれ1,000以上）
②A.aが検出された
③F.n単独で10,000以上

表❺ 治療ならびにメインテナンス時における目標値

	治療目標値およびメインテナンスの目標値
第1目標	P.g、T.d、T.f、F.nがすべて1,000以下 A.aは0 位相差顕微鏡画像もある程度きれい、歯肉もある程度きれい
第2目標	P.g、T.d、T.f、F.nがすべて100以下 A.aは0 位相差顕微鏡画像もきれい、歯肉もきれい
最終目標 （到達は非常に難しい）	P.g、T.d、T.f、A.a、F.nがすべて0 位相差顕微鏡画像も非常にきれい、歯肉も非常にきれい

■ 保険償還への道

　リアルタイムPCR法による歯周病原細菌のDNA検査を広く普及させるためには、前述した問題をクリアし、保険償還する必要があります。また、保険償還のためにはコストの問題を解決しなければなりません。

[コスト削減の方法]
①検査方法や検査試薬の特許がすでに切れていること。
②輸送コストの削減のために各県に1検査施設のように衛生検査施設を作る必要がある。
③検体数が増加することによりコスト削減が可能になるので、検体数を増加させる必要がある。

[検体採取方法の統一]
　検体採取の方法を一方法に規格化する必要があります。
①採取歯牙・採取部位の規格化
②検体採取用のペーパーポイントの規格化
③検体採取用ペーパーポイントの挿入時間の規格化

[検査菌種の統一]
　リアルタイムPCR法による歯周病原細菌のDNA検査の保険償還においては、6菌種全部を検査することが理想です。しかしながら、医療経済の問題を考えたときにある程度の菌種を絞り込むことは必要です。
　その場合に、たとえばP. gingivalis 1菌種のみを検査するというのでは、実際の歯周病の病態は反映されにくいのではないかと思われます。少なくともRed Complex（p.30図❶参照）に関しては検査が必要ではないかと思われます。

　また、若年性侵襲性歯周炎の場合や、大人の侵襲性歯周炎に関しては、A. actinomycetemcomitansの検査が必要になると思われます。

■ 治療方法

　歯周病の治療方法をあらためて考えてみると、以下のような大きな流れがあります。
①今までの主流：外科療法
②新潮流：内科療法
③もっとも効果的な治療方法：内科療法＋外科療法
　なぜ、歯科においては外科療法が主流であったのでしょうか？
　今までの歯周病治療の大前提に、「口腔内のバイオフィルムは薬剤では破壊できない」という固定観念があったからではないでしょうか？
　医学的な見地から理想的な治療方法を考察すると次のような方法が考えられます。
①位相差顕微鏡での感染微生物の観察・記録→説明
②リアルタイムPCR法などの科学的検査
③バイオフィルムの微生物分析
④感染微生物に感受性のある薬剤を選択し、内服
⑤薬剤を使用した効率的バイオフィルム除去
　（患者に長時間歯磨きを強要しない）
⑥除菌確認・理想的な微生物叢の獲得
⑦外科的検査：プロービング検査など
⑧外科的バイオフィルム・歯石除去
⑨微生物学的・外科的な再評価検査
⑩再感染防止対策指導・リコール確立
⑪メインテナンス時の除菌確認継続・PMTC継続

リアルタイムPCR法を用いた臨床

　これからの歯周治療においては、科学的検査が欠かせません。歯周病原細菌のDNA検査であるリアルタイムPCR法は、現段階ではもっとも精度が高いとされていますが、いまはまだ保険治療では認められていません。本検査を用いた治療は自費の扱いとなります。

症例 1　自費治療

[患者概要・治療概要]
- 68歳、男性。遠方より来院のため集中治療を行う。
- ジスロマック内服＋AMPHシロップ歯磨きを指導する。
- 微生物の減少を確認。FMDリアルタイムPCR法で菌量は大幅に減少している。
- 2月10日のデータは、死菌も検出するのでほぼ0に近いと思われる。

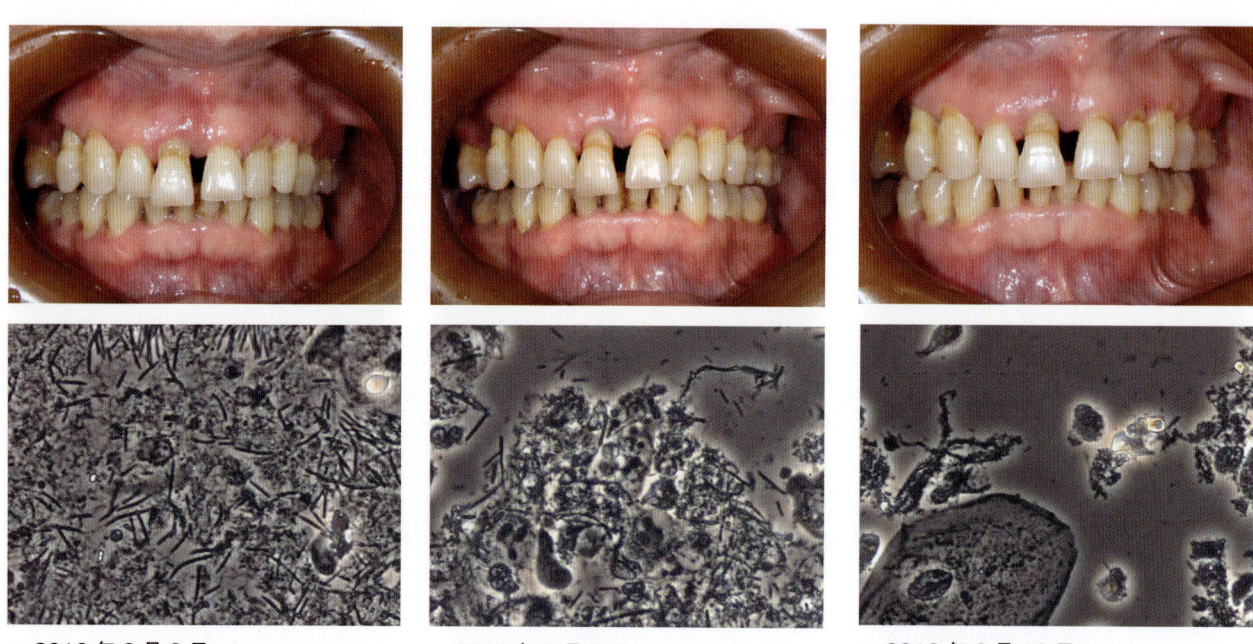

- 2010年2月8日
- 2010年2月9日
- 2010年2月10日

リアルタイムPCRデータ	2月8日	2月9日	2月10日
ペリオセーバー画像	T.denticola++	T.denticola+	T.denticola−
T.denticola	14,144コピー	3コピー	2コピー
T.gingivalis	140,440コピー	60コピー	13コピー

症例 2 自費治療

[患者概要・治療概要]
- 63歳、女性。リアルタイムPCR検査、位相差顕微鏡検査で菌量が多かったのでジスロマック＋アモキシシリンの同時投薬（時間差）を行う。
- 12月17日：顕微鏡・リアルタイムPCR検査　抗真菌薬歯磨き開始
- 12月18～20日：ジスロマック内服
- 12月25日：アモキシシリン内服開始
- 12月27日：顕微鏡・リアルタイムPCR検査・上下スケーリング
- 1月11日：確認・リアルタイムPCR検査

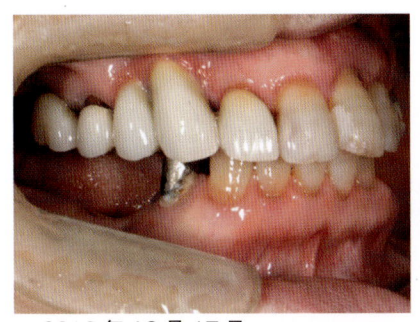

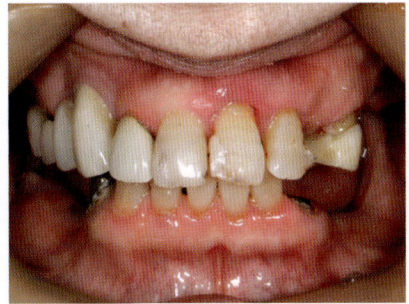

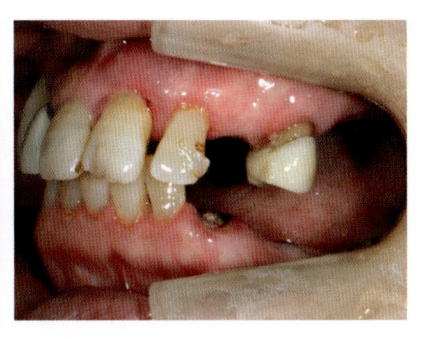

・2012年12月17日

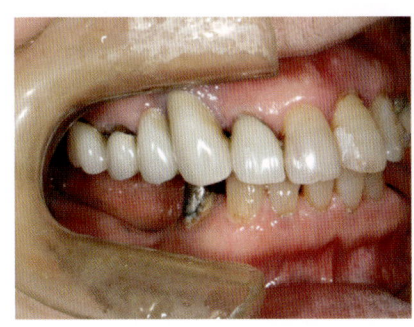

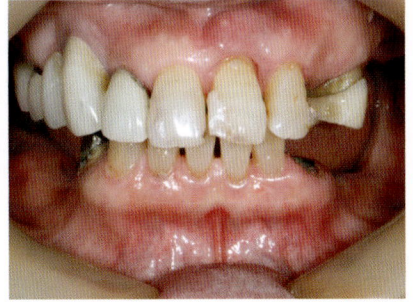

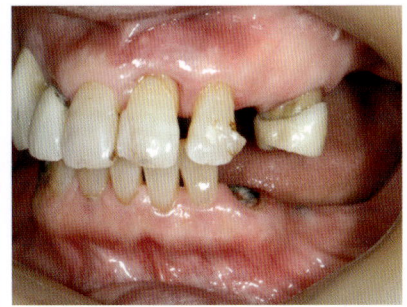

・2012年12月27日

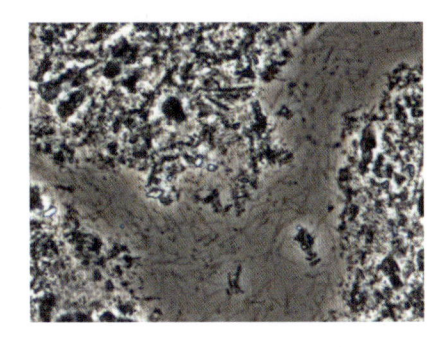

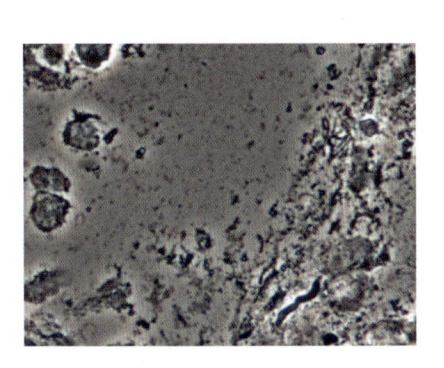

死菌のDNAも検出している →

リアルタイムPCRデータ	12月17日	12月27日	1月11日
P. gingivalis	523,104コピー	20コピー	1コピー
T. denticola	170,992コピー	248コピー	0
T. forsythia	221,440コピー	4016コピー	1コピー
A. actinomycetemcomitance	0	0	0
F. nucleatum	25,096コピー	51コピー	2コピー
ca	++		

症例 3　**保険治療：**患者はすでに除菌が済んでいた。参考のために無料で
　　　　　　　　リアルタイムPCR検査を受けていただいた。

　重度の歯周病の患者だったが、口腔内は非常にきれいな状態だった。内科で風邪の治療を行っていた。治りが悪いので転院を繰り返して、各医院で系統の違う抗菌薬を投与されていた。

[患者概要・治療概要]
- 60歳、女性。
- 重度歯周病のはずなのに非常に綺麗だった？
- 内科で風邪を治療中だったので、お薬手帳を確認した。
- 2013. 1月14日：ジスロマック3日分処方　（O内科：風邪）
- 2013. 1月21日：フロモックス5日分処方　（F内科：風邪）
- 2013. 1月25日：グレースビット5日分処方　（T耳鼻咽喉科：風邪）（1日分のみ内服）
- 2013. 3月21日：ミノマイシン7日分処方　（O皮膚科：ダニに刺されて通院）

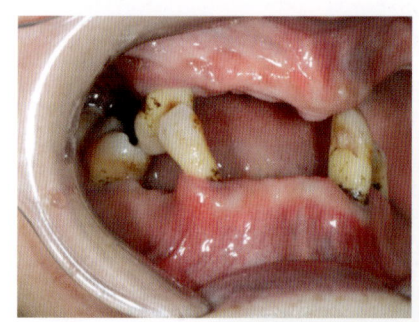

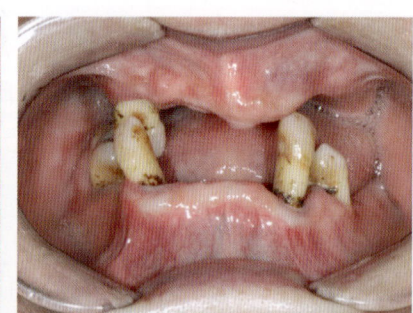

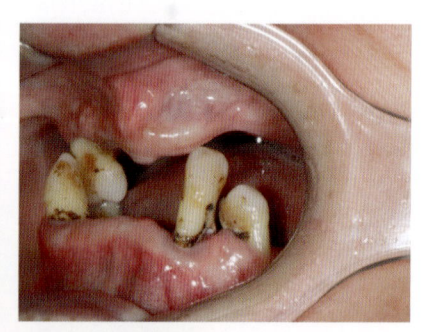

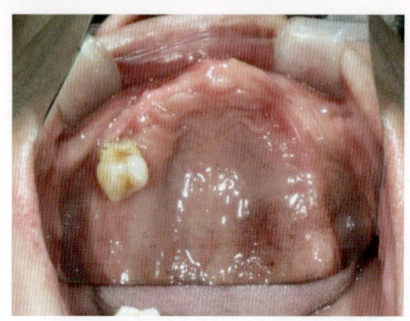

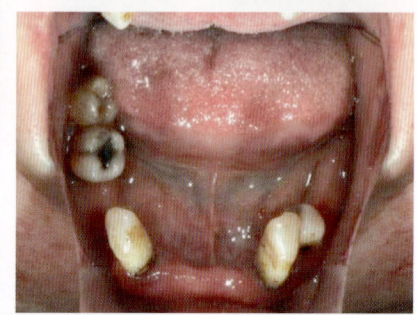

- 口腔内は非常にきれいで歯石が浮き上がっている

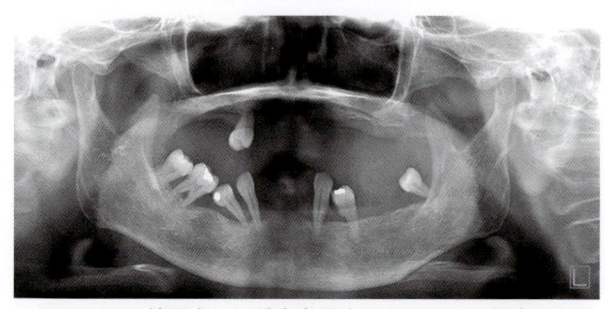

- パノラマX線写真では重度歯周病があることが推察される

1988年3月以降の歯周病症例の特徴

ほとんどの症例において最初に位相差顕微鏡で微生物叢を確認し、その後、内科的なアプローチにて治療を行っている。

2000年9月以降はジスロマックの登場により、歯周外科手術はほとんど行っていない。

外科的な処置はスケーリング、SRPである。

定期検診により1～3ヵ月に一度管理を行っている。ブラッシング指導の時間は非常に短くなった。

長期症例1

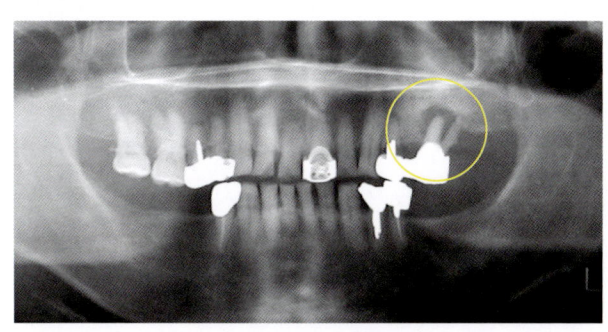

- 2001年1月4日。6の根管治療はしていない
- 2009年7月9日 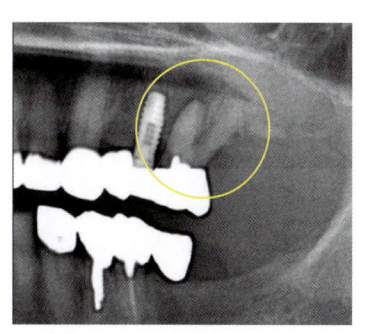
- 20011年7月9日 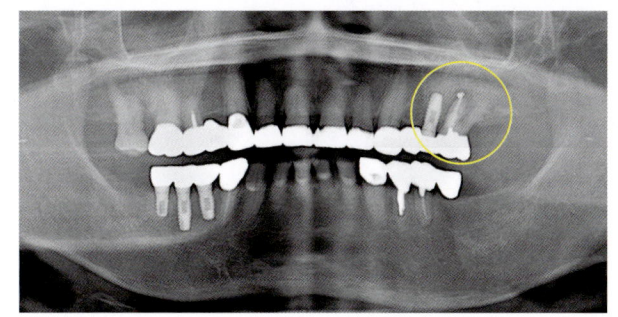

長期症例2

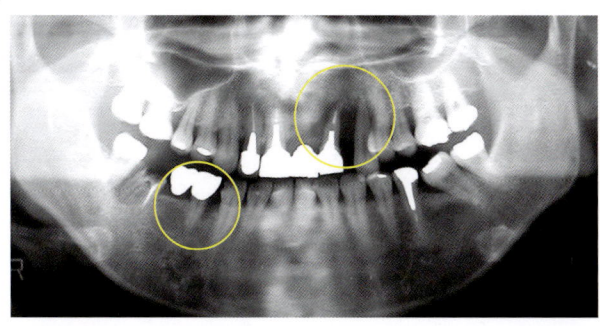

- 2000年1月11日
- 2009年1月23日 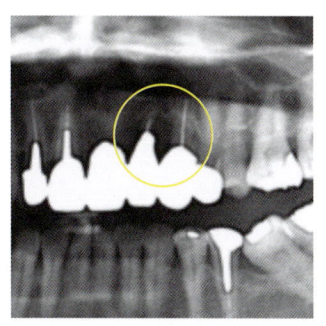
- 2011年2月22日 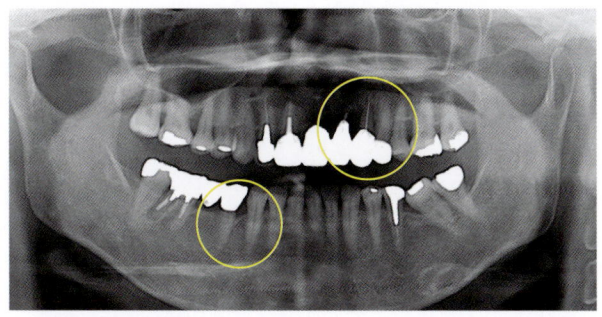

天草発 生田式歯科医療のススメ 37

長期症例 3

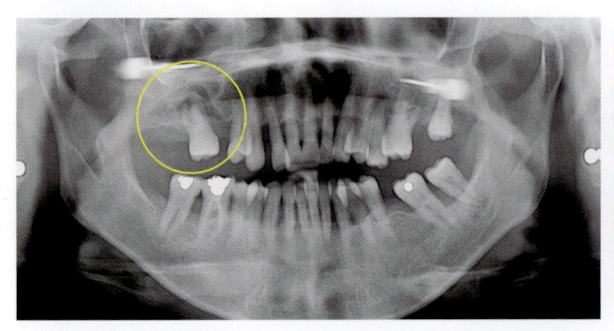

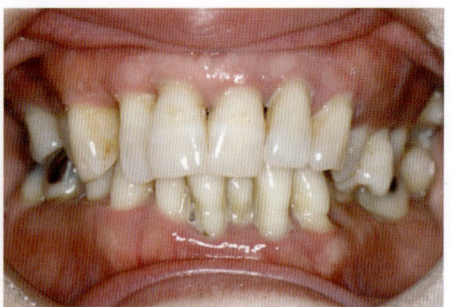

- 2005年11月5日

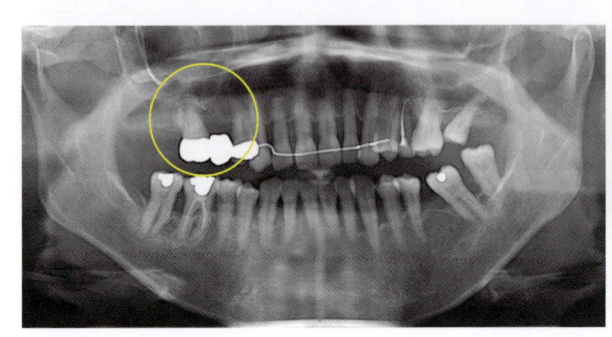

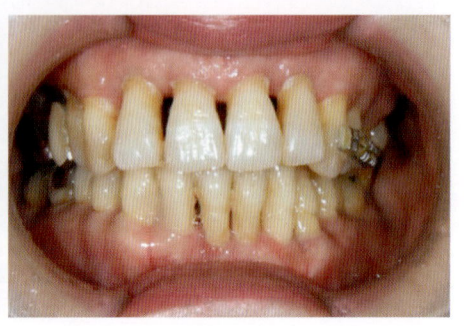

- 2011年2月5日

長期症例 4

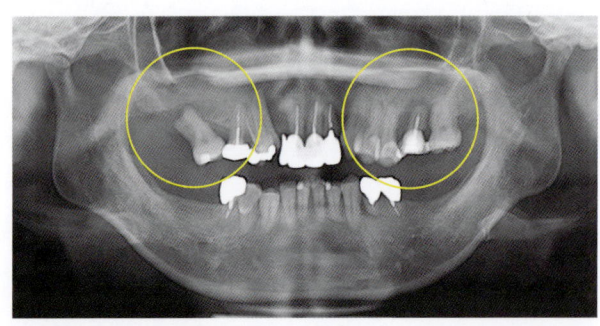

- 2011年9月17日

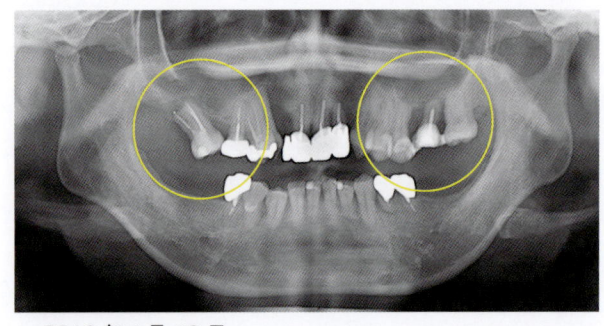

- 2012年4月19日

長期症例 5

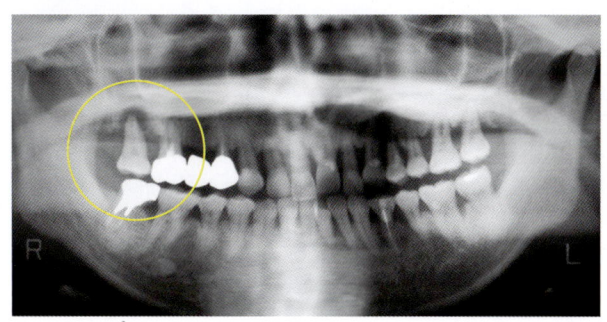

- 2004年6月1日

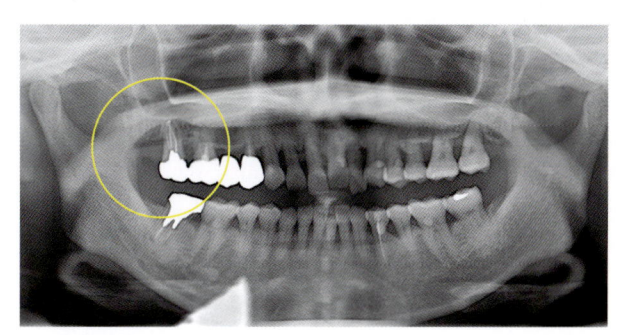

- 2009年11月4日

■ 長期観察例の考察と今後の課題

　私見ですが、これらの症例をとおして感じたことを以下にまとめます。
①補綴設計上、非常に重要となる歯牙に関しては、望みを捨てずに頑張ってみる価値がある。
②除菌を行い、咬合を安定させれば、補綴物は長期的に保存できる可能性が高まる。
③症例はSRPまでの症例である。いわゆるFOpを行っていない。過度の根面への侵襲は歯牙の自然治癒力を損なう可能性があるかもしれない。

　今後の課題としては、抗菌薬を内服できないような患者のための治療方法の開発が急がれます。そのもっとも有力な方法がマウスピースを使用した薬剤のデリバリーシステムです。しかしながら、深いポケットには到達しにくい、という問題点があるので、そのような場合には並行してさまざまな治療を考える必要があります。

　さらに耐性菌の発生をより少なくするためにリアルタイムPCR法などによる科学的な検査を臨床導入し、感染菌に的確な投薬を行えるようにすべきではないでしょうか。

生田式歯科医院経営とこれからの歯科展望

歯科医師としてどう生きるのか？ 経営者としてどうあるべきか？

■ 職人か経営者か

開業当初私は、歯科医師は技術を磨き、それを表現する完全なる職人で、まじめにきちんとした仕事をすればそれでいい。経営に関しては、頑張れば自ずとついてくるものだ、と思っていました。そのためにひたすら自分自身のスキルアップに努めました。その結果、評判は上々でたくさんの患者に来院いただき大繁盛でした。

あまりの忙しさに代診を雇用しましたが、私がこれまで診てきた患者に、代診がどのような診療をしているのか気になり、自分の仕事が手につかなくなるようなことがありました。そのような状況でしたので、代診の先生は突然退職して来なくなりました。私は自分の非を考えることもなくホッとし、それからの数年間は、歯科医師は私一人だけで、もっぱら職人を満喫して診療にあたっていました。

しかし、40歳を過ぎたあたりから、厳しい現実を感じることになりました。それは自分自身の視力が落ち、根気が続かなくなっているのを感じ始め、治療が少しずつ雑になっているのでは？ という不安でした。そして、国際歯周内科研究会の関西地区の理事である福重真佐子先生より、そのような職人的な経営はきわめて危険である、と指摘を受けたのです。非常にショックを受けましたが、否定のできない現実でしたので、職人的な経営から、病院やスタッフや家族を大切にしていく経営者になることを決心したのです。

■ 歯科はなぜ落ちたのか？

1980年頃、医科と歯科の収入差はほとんどありませんでした。むしろ、歯科のほうが差額徴収などのために所得が高い状態でした。

しかし、30年経過したいま、医科と歯科の所得差は3倍ほどに開いています。なぜ、こんなことが起きたのでしょうか？ 非常に疑問だったのですが、2012年、私が大会長を務めた日本口腔感染症学会での藤本孝雄元厚生大臣の特別講演で、その謎が解け

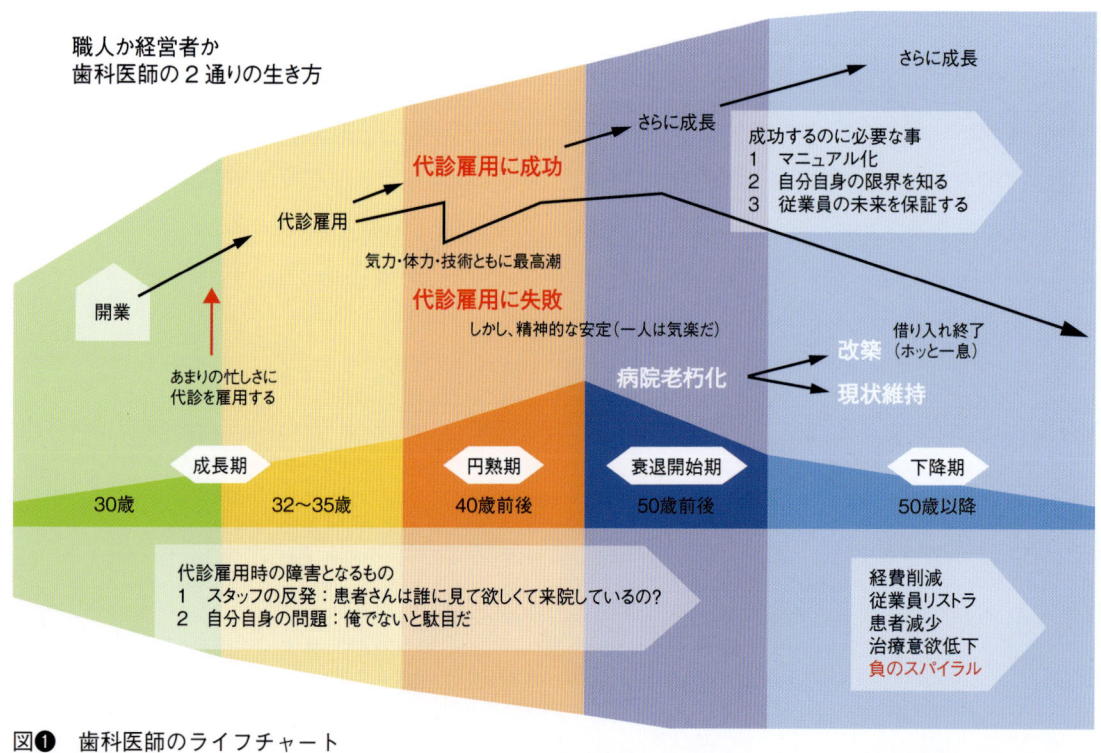

図❶ 歯科医師のライフチャート

ました。その理由とは下記のとおりです。

図❷は医療費の伸びを示しています。

国民医療費は毎年1兆2千億円増加しています。しかしながら歯科医療費は2兆5千億円のまま20年間、増加していません。1兆2千億円のうち6千億円は高齢化の進行に伴う自然増で、半分の6千億円は新規医療技術の医療費に当てられています。

表❶は1990年以降の先進医療および新規技術提案から保険導入された技術ですが、医科では何百という新規技術が保険導入されたのに、歯科はわずか14技術です。歯科からはほとんど新しい技術が出ていないのです。その間に歯科界が行っていたのはひたすら初再診料を上げてほしい、抜歯の点数を上げてほしい、補綴の点数を上げてほしいということだったのです。その技術は20年前も今もほとんど変わっていません。いうなれば、20年前に発売した自動車を根本的な技術革新もなく、表面的なマイナーチェンジを繰り返して販売しているのと同じです。そのような自動車に、消費者は多くのお金を支払うでしょうか？

また、医科の保険点数のうち45％は検査による点数です。1980年以降、医科は日本医師会会長であった武見太郎氏のリーダーシップにより、検査技術の革新が重要であるということで方向転換しています。

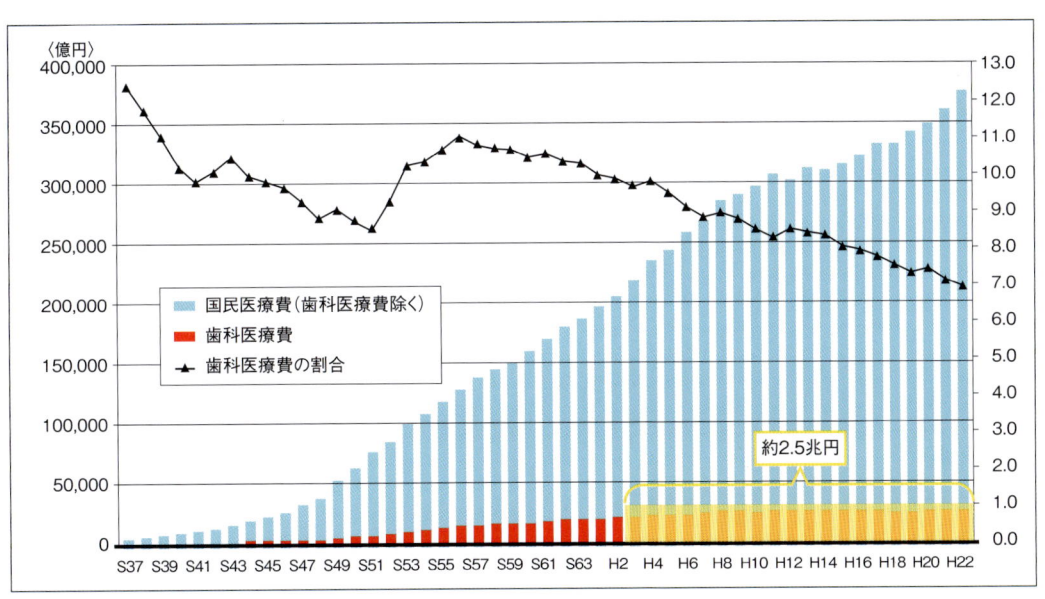

図❷ 国民医療費および歯科医療費の年次推移

表❶ 1990年以降の先進医療および新規技術提案から保険導入された技術

歯科医療に関する先進医療および新規技術提案からの保険導入の状況
▪ 先進医療（従来、高度先進医療）から保険導入された技術は、平成2年以降の22年間において、わずか5技術。 ▪ 平成18年以降において、日本歯科医学会分科会（認定分科会含む）からの新規技術提案により保険導入された技術（管理料等を除く）は、わずか9技術。 ▪ 新しい技術を保険に入れていくことが必要。

診療報酬改定年度	先進医療からの保険導入	新規技術提案からの保険導入
平成2年度	[1技術] ・顎変形症に係わる手術前後の歯科矯正治療	
平成20年度	[3技術] ・接着ブリッジ　・レーザー応用によるう蝕除去 ・歯周組織再生誘導法（GTR法）	[3技術] ・A-IPC（歯科点数表上：非侵襲製歯髄覆罩法） ・静脈内鎮静法　・肺血栓塞栓症予防管理
平成22年度		[3技術] ・下顎関節突起骨折観血的手術　・レーザー応用による歯石除去（手術時歯根面レーザー応用加算） ・舌接触補助床
平成24年度	[1技術] ・インプラント義歯（広範囲顎骨支持型補綴）	[3技術] ・下顎骨延長術（片側・両側）　・ドレーン法 ・歯科用3次元X線画像撮影技術（医科準用→歯科診療報酬上の位置づけ）
	医科（H24）：約20技術	医科（H24）：約120技術

（先進医療：5技術／新規技術提案：9技術）

しかしながら、歯科の検査点数は全保険点数の1.5%しかありません。医科は頭脳労働へシフトしたのに、歯科は相変わらず肉体労働を続けています。また、歯科治療に薬剤を有効利用するという観点が欠落していたことも大きなマイナス要因となりました。

いまや歯科の仕事は、子どもたちの憧れの職業ではなくなりました。高校や予備校での進路指導も、歯学部への進学を控えるように指導しています。そうなると歯科に優秀な人材が来なくなります。人材枯渇こそ、さらに歯科の発展を阻害する要因となります。歯科に関わるすべての関係者が、歯科医療をもう一度素晴らしい職業であると見直すべきだと思います。

■ 自費治療をどうのばすか？

[自費を増やすのに必要なこと]

前述しましたが、院内感染防止対策を頓挫させず、実施していくためには、経費削減と収益を上げる必要がありました。

また、人口減少が著しい状況であったので、患者をサイクルさせるメインテナンスシステムの構築が最重要課題でした。さらに自費を増やすにはメインテナンスの患者を増やして、信頼関係を築くことが最重要課題となったのです。

患者が歯周病のメインテナンスに応じるためにもっとも大事な、痛くないこと、結果がすぐに出ること、メインテナンスが楽しいことを即実践する必要がありました。

[今後の歯科医療の方向性]

これらをふまえて、これからの歯科医療のあり方を考えてみました。混合診療の解禁と、保険診療の縮小（とくに補綴関係）が、大きなテーマとなると思われます。

私が考える成功の法則は、保険も自費も重要であり、どちらも欠かすことができないものですが、重要なのは、景気の影響を受けにくい経営システムを構築することです。

それには以下の点がポイントとなります。
①歯周内科を行う
②院内感染防止対策を徹底する
③保険・自費のメインテナンス患者を増やす
④メインテナンス患者との信頼関係を築く

これらがうまくいけば、自費が自然に増加してくるし、自費患者は必ずメインテナンスに来院する、という循環ができます。

では、どのように進めていけばよいのか、具体的にあげてみましょう。

■ 自費治療の実際

[基礎的な部分]

歯周内科により安定した歯周組織が獲得できれば、安心して上部構造を考えることができるようになります。そうすると、メインテナンスシステムが構築できるので信頼関係が強化され、さらに患者数が増える、という正のスパイラルが働きます。

また、歯科治療を行ううえで欠かせない咬合に関する知識の習得が大切です。咬合に関する研鑽を行えば、長期的に安定した上部構造を作製することが可能になり、患者に喜ばれる補綴物を提供できるでしょう。これは、患者の信頼を得るのにとても重要な要素です。

[応用部分]

咬合の研鑽により、インプラントや矯正が効果的に導入できるようになります。

自費アイテムとして、以下の項目が考えられます。
①自費による歯周内科治療
②リアルタイムPCR法による歯周病原細菌のDNA検査
③矯正 RAMPA・バイオブロック・床矯正
④MIホワイトニング
⑤メタルボンド
⑥オールセラミック
⑦総義歯金属床
⑧部分床義歯、ミラクルデンチャー
⑨インプラント
⑩リップエステ、フェイスエステ
⑪ヒアルロン酸注入療法

これら、自費のアイテムを患者に説明し、勧める際には、効果的にアイテムを用いることがポイントとなります。自費治療の説明のためのアイテムを充実させましょう。

生田式歯科医院経営とこれからの歯科展望

表❷　総患者数に占める歯周病メインテナンス患者の割合

		SPT	P管理	自費P	歯周病管理患者の総数	保険患者数	自費患者数	患者総数	総患者数に占める歯周病メンテ割合（％）
2012年	1月	326	165	16	507	988	167	1,155	43.9
	2月	316	141	11	468	1,016	155	1,171	40.0
	3月	317	122	23	462	1,095	200	1,295	35.7
	4月	316	120	10	446	1,006	163	1,169	38.2
	5月	323	118	7	458	990	177	1,167	39.3
	6月	324	111	13	448	1,055	188	1,243	36.0
	7月	328	123	23	474	1,104	188	1,292	36.7
	8月	318	119	15	452	1,048	207	1,255	36.0
	9月	342	125	19	486	1,036	202	1,238	39.3
	10月	324	125	24	483	1,022	197	1,219	39.6
	11月	335	121	29	485	1,002	209	1,211	40.0
	12月			40					

SPTは非常に高い点数が低コストで得られる（2012年1〜12月）
SPTは平均で800点ぐらいで、インレーなどの修復処置は平均で750点ぐらい

[増患]

メインテナンス患者の確保とともに、増患のために行動していかなければなりません。

当院では次のことを行っています。
① 集客手段としての紹介御礼を行う
② ホームページの制作
③ 歯周内科治療についての資料の配布
④ 訪問診療部の設置

また、大切なのは、自費診療を増やすということをスタッフへどう伝え、協力してもらうか、ということがあります。スタッフの協力が得られてはじめて、自費アイテムを患者に紹介することができるのです（**図❸**）。

患者には次の方法で紹介しています。
① 院内掲示の工夫
② 待合室掲示
③ 各種パンフレットの購入・作成
④ キャンペーンの実施
⑤ 自費治療費を明確にして示す
⑥ MIホワイトニングの応用
⑦ インプラント小冊子の作成

■ 代診の歯科医師の育成

これらのことをスムーズに行っていくためには、

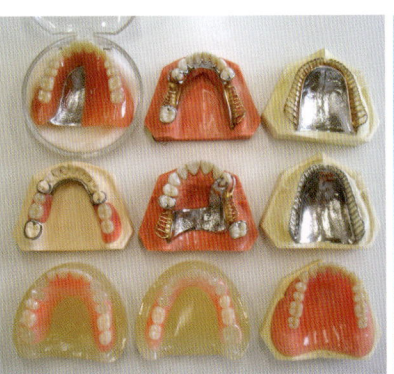

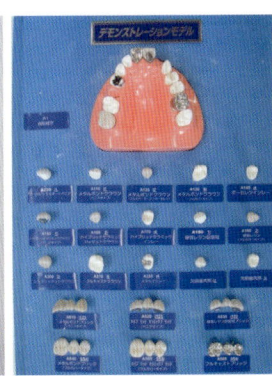

図❸　患者に自費治療を説明するためのアイテムを充実させることが必要である

[技工室・歯科衛生士・滅菌・受付のみなさんへ]
カリスマ院長がいることで繁盛している歯科医院は、危険な歯科医院です。カリスマ院長がいることで患者さんが来院してくるのではなく、「生田歯科医院」という組織をブランドにするのです。痛くなく・安心・安全・誠実な歯科治療を全員で目指します。そのためにも、代診の先生を育てる歯科医院にならないといけません。

図❹　日頃からスタッフには代診の育成の必要について伝えておく

代診の歯科医師の力が欠かせません。では、代診の先生を育てるにはどうしたらよいでしょうか？

図❹は、私が当院のスタッフにお願いしていることで、常日頃からスタッフに伝えています。

なぜ代診が必要かをみんなで考え、歯科医院は、

みんなの生活を守るための組織と考えていきます。

当院では、歯科医師の出勤表を受付に掲示しました。最初は心配しましたが、とくに問題は生じませんでした。これを機会に、一人のカリスマに依存しない医院を作ることが非常に重要であると思うようになりました。

振り返ってみると、カリスマ院長になることはそんなに難しいことではありませんでしたが、カリスマ院長になることなく、生き残っていく強い歯科医院をつくることはより難しかったと思います。

経営者としての視点で、どうすれば強い歯科医院経営を行っていけるのか。そのためには、組織をどう守るのか？　スタッフの生活をどう守るのか？を考えていかなければなりません。そして、いま、結果としてそうなっていることを、とてもよかったと心から感じています。

■ これからの展望

生田図南と生田歯科医院は、新たな治療法や考え方、システムにどんどんチャレンジしています。歯科の世界はまだまだわからないことだらけで可能性がたくさん残されているからです。

とくに咬合に関しては、いまだに確定的な理論がありません。多くの研究者、臨床家がそれぞれにいろいろな考えで持論を展開している状況です。私も、いろいろな講習会に出かけ学んできましたが、確信を得るところまでは至りませんでした。

しかし、いま、少しずつ1つの方向に向けてすべてが動き出しているということを感じています。

それは、「呼吸位」という概念です。

私たち歯科医師の多くは、口腔を食物を食べるための器官としてだけ捉えていたのではないでしょうか？　実はそれは口腔のごくごく一部の機能でしかないのではないでしょうか？　口腔に備わっている要素を100としたら、そのなかで咀嚼という要素は10ぐらいの比率しかなく、実は残りの要素のうち大半が呼吸と関連しているのではないかということです。

呼吸という要素を中心に考えると、多くの疑問が解決される可能性があるのではないかと感じます。

人は必ず年をとります。そのときにすべての器官は衰えていきます。今の咬合治療は衰えることを前提に考えていません。口腔を取り巻くすべての器官、組織が衰えるときに、一番、影響を受けるのは実は咀嚼ではなく呼吸ではないでしょうか。

[“呼吸位” という概念]

人間が咀嚼時に歯にかかる力は、40～60kgといわれています。では、なぜ、咀嚼を行わない睡眠時に人間は100kg以上ともいわれる力を歯にかけているのでしょうか？　ストレスなのでしょうか？　TCHが原因なのでしょうか？

呼吸は3分間止まると生死にかかわります。食べ物は1週間摂らなくても、生命の危険はありません。呼吸が止まる一番の要因は、舌が下方に落ち込んで気道を閉塞させるからです。それはなぜ起きるのでしょうか？

若い人に起きるとすれば、口腔容積が狭すぎて舌が収まる場所がないということが大きな原因です。

高齢になると口腔容積が広くても舌と連動した筋群の衰えで、自然に舌は下方に落ちて気道を塞いでしまいます。ですから、高齢になれば当然、呼吸が悪くなります。寝ているときに、溺れているような状況が起きやすくなるのではないでしょうか？　そのときに人間は生死の境を彷徨う状況が起きているので、尋常では考えられないような力が歯にかかっている可能性があるのかもしれません。

若い患者で歯牙が異常に咬耗している人には、そんなに多く遭遇しません。しかし、高齢者では男女に関係なく咬耗している人が多くみられます。咀嚼力だけで歯が咬耗するのであれば、咬合力が強い20～30歳代で歯が咬耗している人がたくさんいるはずです。しかしそうではありません。

[新しい概念の矯正治療　“RAMPA”]

私たちは大学教育でAngle II級は上顎骨の過成長であり、Angle III級は下顎骨過成長と学んできました。しかし、新しい概念ではAngle II級は上顎骨劣成長であり、Angle III級も上顎骨の劣成長なのです。私も最初はよく理解できませんでしたが、最近やっと理解できるようになりました。そして、上顎骨の劣成長のために起きることは、口腔内の容積が小さ

生田式歯科医院経営とこれからの歯科展望

くなり舌運動が制限されて呼吸が非常に悪くなるということです。今、日本の子どもたちの口腔内はまさにこの状態になりつつあります。従来の概念で治療を行うとさらにこの状態を悪化させてしまうのではないでしょうか？

新しい矯正治療であるRAMPA（Right Angle Maxillary Protraction System）では、つねに呼吸を改善するという基本的なコンセプトがあります。呼吸がうまく行える口腔に誘導できれば、歯は自然に並ぶということなのです。

咬合も矯正治療も、これからは「呼吸」ということを考えて行わないと、患者の寿命を左右しかねないと思います。これは1つの例ですが、歯科治療は新たな可能性にあふれていると思えるのです。

症例　RAMPAによる矯正治療　わずか1ヵ月でAngle Ⅲ級顔貌が大きく変化している。

[患者概要・治療概要]
- 22歳、男性
- Angle Ⅲ級
- 2013年4月9日初診
- 2000年に矯正治療を受けたが、そのときに顎切症例であることを説明ずみ
- 今回はRAMPAによる治療を行ううえで、切端咬合まで回復可能なら、ということで治療開始
- Over bite：3mm　Over jet：−3mm
- 6|6間36mm

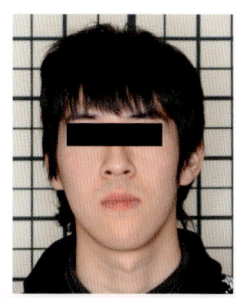

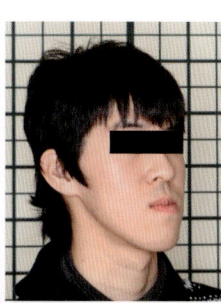

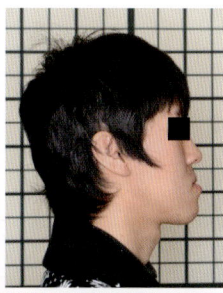

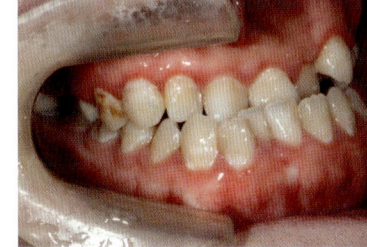

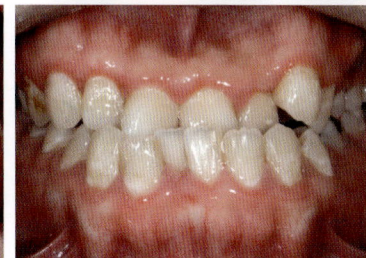

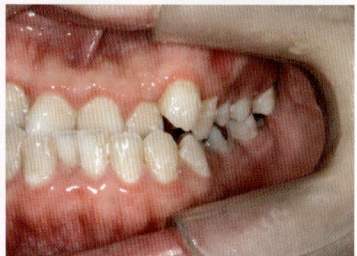

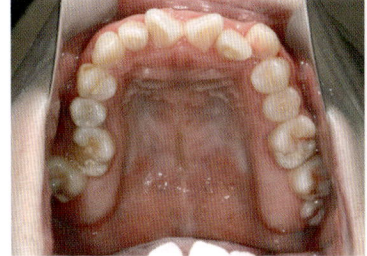

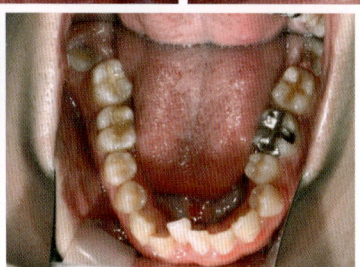

・2013年4月9日。初診時

顔貌の変化

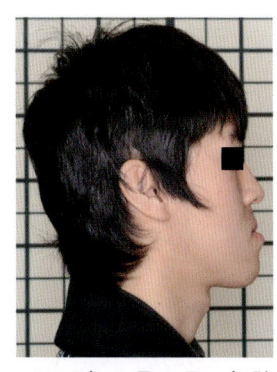

・2013年4月9日。初診時の側貌。2013年5月22日にRAMPAを開始する 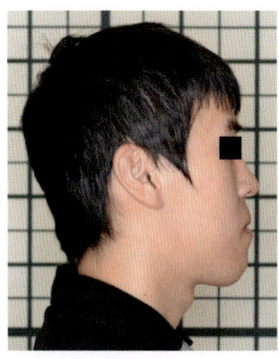
・2013年6月17日 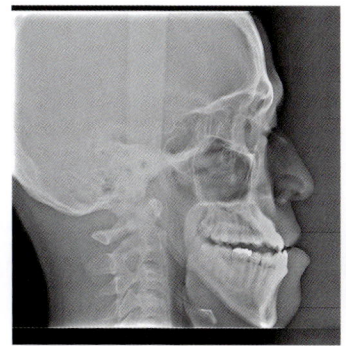
・2013年4月12日 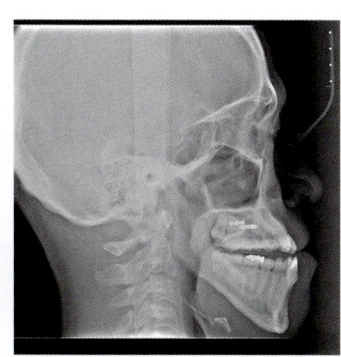
・2013年6月5日

■ 若い先生方へ
── 歯科の世界は希望に満ちている

いま、歯科大学に通う多くの学生は、大学教育の場において、絶望的な言葉を教官から浴びせられているということを聞き及んで（すべての先生がそうではないと思いますが）、とても悲しくなります。

歯科医師という職業はとてもやりがいのある素晴らしい職業です。頑張れば頑張るほど、多くの患者の笑顔を糧に、楽しい毎日を過ごすことが可能です。

また、カリエス発生の原因の解明や、歯周病の原因菌の特定や病因論についてもまだまだ明らかになっているわけではなく、研究の余地がかなり残されている職業だと思います。

歯周病治療や咬合治療や矯正治療もこれからどんどん発展し、大きなパラダイムシフトが起きる可能性があり、そこには大きなビジネスチャンスが眠っています。これほどエキサイティングな職業はないと思います。

また、若い先生方には多くの可能性があります。まず、若いということはそれだけで大きな可能性が秘められています。時間というのはすべての人に平等に分け与えられています。その時間をいかに有効に生かすか生かさないかは先生方の生き方次第です。

30歳ぐらいから毎日2時間、診療前か診療後に勉強をしてください。5～6年継続すれば、それだけでかなりよい状況になることが可能です。そして、学んだことを発表し、講演を行うような歯科医師になることも、条件を満たせば比較的簡単です。

講演をすることで自身もより成長し、世界が広がります。また、後に続く後輩を育てることにも繋がるのです。

希望に満ちあふれた歯科の世界を一緒に楽しみましょう。本当に勉強をする先生方にとって、歯科は可能性が大いに残された世界です。

講師になるための条件・講演のコツ

①健康であること

講習会や講演会を行っている先生方とお話をしますが、みなさん、とても健康であるということ、さらにとても健康に気を遣っている先生が多いと感じます。健康で長生きすればだれでも機会が巡ってきます。健康でなくなったら自動的に退場せざるを得ないので、誰かがそのあとを継承するようになっていきます。そのチャンスは平等に巡ってきます。

私がそのような考えをするようになったのは、日本の有名な会社の社長方へのアンケート結果からです。それは「なぜあなたは社長になったのですか？」という質問でしたが、その答えのなかでとくに多かったのが、「同期入社の同僚が病気などでいなくなったので、自動的に私がなってしまった」という答えでした。そのことを知ってから、自分のペースで仕事をすることが重要だと、感じるようになりました。とにかく、健康に気をつけること、無理をしないことが重要です。

②毎日の臨床の記録をきちんと残す

とくに口腔内写真やデンタル、パノラマ写真をきちんと残せばそれだけで講演をする資格が生じます。症例を作るのではなく、毎日の臨床のなかで保険の患者も自費の患者も等しく記録を残すことだと思います。10～30年継続して自分の歯科医院の患者として診ることができるだけで、症例発表は可能になります。今の時代にそれだけ長期に1人の患者とお付き合いできるということはそんなにありません。そのような患者を多く抱えれば抱えるほど、学ぶことが多くあります。そのなかに真実が隠れていると思います。

私の信条は「自分の患者さんの口腔内で起きたことしか信じない。どんなに論文的におかしいと言われても、起きたことは真実である」です。

③講演を行うときのコツは2つ

このコツは、とてもシンプルです。

1つは、自分が経験したことだけを話す。そうすれば、間違いようがありません。経験したことは事実なのです。そのことを何も足さずに話せばいいのです。

2つ目は、質問を受けたときにわからないことはわからないと正直に言えばいいのです。知ったかぶりをすると表情が変わり、口調がおかしくなります。知らないことは恥ずかしくないのです。人間ですから知らないことはたくさんあります。内容がわからない質問のときは「わからないのであとで教えてください」か、回答がすぐ出せないときは、「病院に戻ってから調べてお答えします」でいいのです。

［おわりに］にかえて
生田歯科医院と生田図南の
過去・現在・未来

■1984〜1992年

　歯周病治療にはあまり関心がなく、ひたすら、根管治療と補綴的な技術を向上させることを考えていた。この時期の将来の夢は43歳になったら歯科医院をやめて、都会で喫茶店を開いて屋内にポルシェとフェラーリを置き、美味しいコーヒーを立てて車好きのお客と車談義をするというようなたわいもないものだった。毎日の診療は確かにまじめには行っていたが、情熱的ではなかった。

■1992〜1998年

　院内感染防止対策のことを考えたときに、患者に対して今のままでは申し訳ないと感じ、歯科治療を継続して行うには院内感染防止対策にきちんと取り組んでいこうと思い始める。保険診療のなかで真剣に滅菌に取り組み始めて、これはとても大変なことだと感じた。院内感染防止対策を行うために必要な経費をどのようにして工面するかという模索の時期。そのような状況のなかで、生田式鋳造コア作製法や生田式総義歯作製法、生田式根管充填法などのシステムを開発したがまじめに頑張れば頑張るほど補綴物が長持ちして治療サイクルが長くなり、閉塞した人口環境では医院経営が厳しくなることを強く感じ始めた。その結果、患者をサイクルさせるシステムの構築が必要不可欠であると意識し、保険が今後厳しくなるので自費の収入を増やす必要があると感じるようになった時期でもある。

　宮野河内の高齢化率が35％近くなった1996年〜1998年は歯周病治療をきちんと行い、メインテナンスの来院者を増やすしかないと思い、必死になって従来型の歯周病治療に取り組んだが、予防的な歯科医療に無関心な田舎のお年寄りを従来型の歯周病治療で治すことは難しく、非常に悩み苦しんだ。

■1999〜2013年

　1998年3月号のデンタルダイヤモンド誌に掲載された河北 正先生の投稿が私の人生を変えた。まるでドラマのような出来事が次々と起こり、夢のような14年間だった。

■2013年〜

　歯科の世界が大きく変化していく時代になると感じている。それは呼吸位という新しい概念の登場によるもので、また、理想的な呼吸位を構築できる新しい矯正治療のシステムRAMPAの出現で、歯科の新しい成長分野が示されているということがある。

　現役の歯科医師の間にほぼ真実というような概念に出会えたことを幸運に思い、私は60歳からの歯科人生をこのRAMPAにかけようと思っている。一時期は60歳を歯科医師の一つの区切りにしようと思っていたが、これからの歯科が非常に面白い状況になるのに歯科という医療を楽しまないなんてもったいないと考えるようになった。80歳ぐらいまで今のペースで毎日をワクワクしながら楽しく過ごせたら！　と感じている。

2013年8月

生田図南

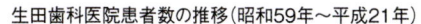

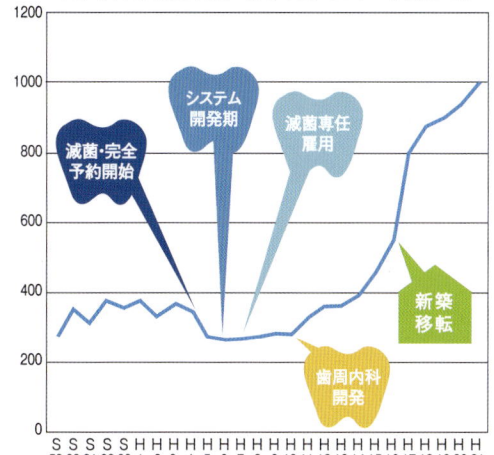

・昭和59年10月　熊本県天草郡河浦町宮野河内に開業
・平成16年7月　河浦町白木河内に移転開業

PROFILE

生田図南（いくた となみ）
●医療法人社団南生会 生田歯科医院

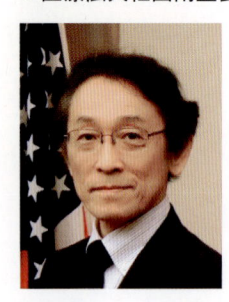

1955年	熊本県生まれ
1981年	福岡県立九州歯科大学卒業
1981年	福岡県志免歯科医院勤務
1984年	熊本県本渡市久々山歯科医院勤務
1984年	河浦町宮野河浦に開業
2004年	河浦町白木河内に移転開業
	医療法人社団南生会 生田歯科医院
	現在に至る

【役職】
1997年～2000年　熊本県歯科医師会　広報委員長
2001年～　一般社団法人 国際歯周内科学研究会
　　　　　代表理事・会長
2005年～　日本口腔感染症学会常務理事
2009年　米国インディアナ大学フェロー取得
2012年　一般社団法人 国際歯周内科学研究会　顧問
2012年　歯学博士取得　日本大学歯学部
2012年　第21回日本口腔感染症学会総会・学術大会
　　　　大会長（於：熊本県歯科医師会館）

【主な著書&論文】
- 『私の生田歯科医院 私の臨床私の経営』デンタルダイヤモンド社，2005.
- 『チェアーサイドの消毒・滅菌ライフラインガイドブック 院内感染対策からインプラントまで（共著）』デンタルダイヤモンド社，2005.
- 『実践歯学ライブラリー　消毒・滅菌コスト　歯科医院における経営バランス（共著）』デンタルダイヤモンド，19（6），1994.
- 『スペシャル・シンポジウム　口腔内微生物叢と除菌療法を検討する①②　カンジダをどう捉えるか（共著）』デンタルダイヤモンド，28（4）（5），2003.

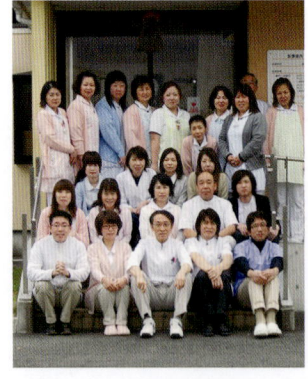

医療法人社団南生会 生田歯科医院
〒863-1215　熊本県天草市河浦町白木河内220-1

月刊　生田図南　天草発 生田式歯科医療のススメ

発行日 ——— 2013年10月1日　第1版第1刷
著　者 ——— 生田図南
発行人 ——— 湯山幸寿
発行所 ——— 株式会社デンタルダイヤモンド社
　　　　　　〒101-0054
　　　　　　東京都千代田区神田錦町1-14-13　錦町デンタルビル
　　　　　　TEL 03-3219-2571（代）
　　　　　　http://www.dental-diamond.co.jp/
　　　　　　振替口座　00160-3-10768
印刷所 ——— 共立印刷株式会社

ⓒTonami IKUTA, 2013
落丁、乱丁本はお取り替えいたします。

- 本書の複製権・翻訳権・上映権・譲渡権・公衆送信権（送信可能化権を含む）は、㈱デンタルダイヤモンド社が保有します。
- JCOPY 〈㈱日本著作出版権管理システム委託出版物〉
本書の無断複写は著作権法上での例外を除き禁じられています。複写される場合は、そのつど事前に㈱日本著作出版権管理システム（電話03-3817-5670、FAX 03-3815-8199）の許諾を得てください。